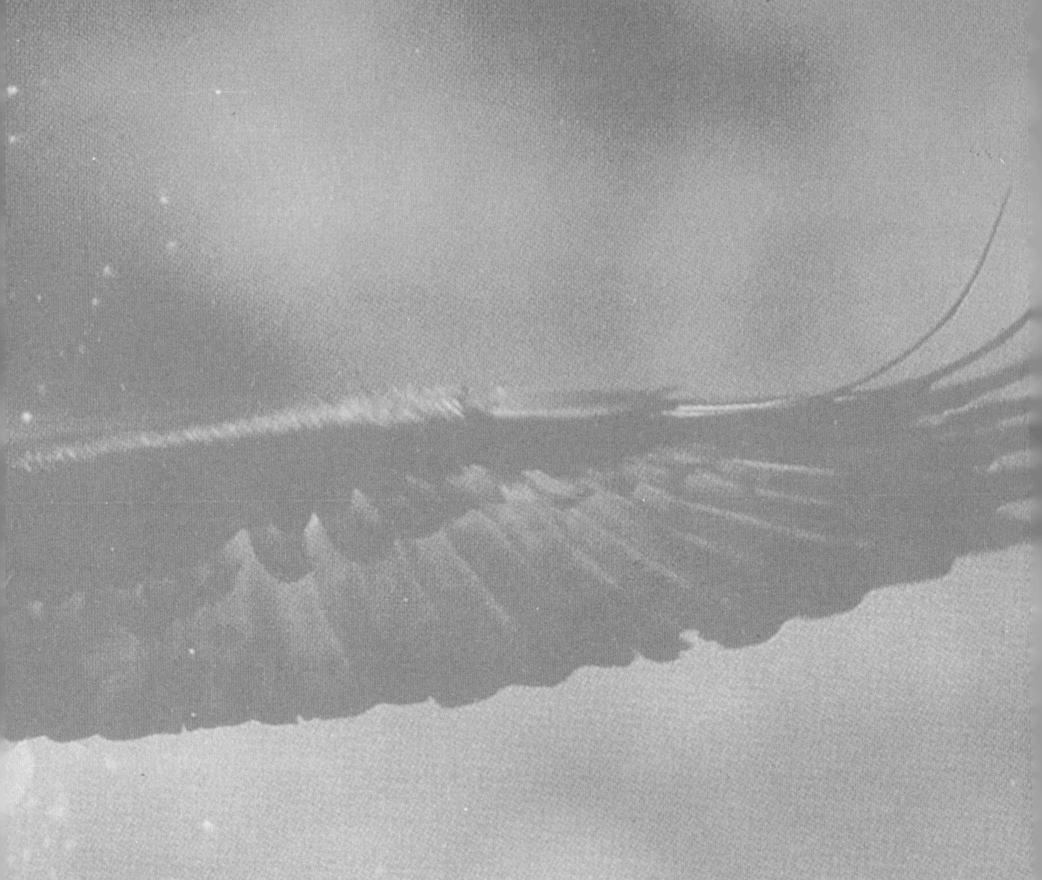

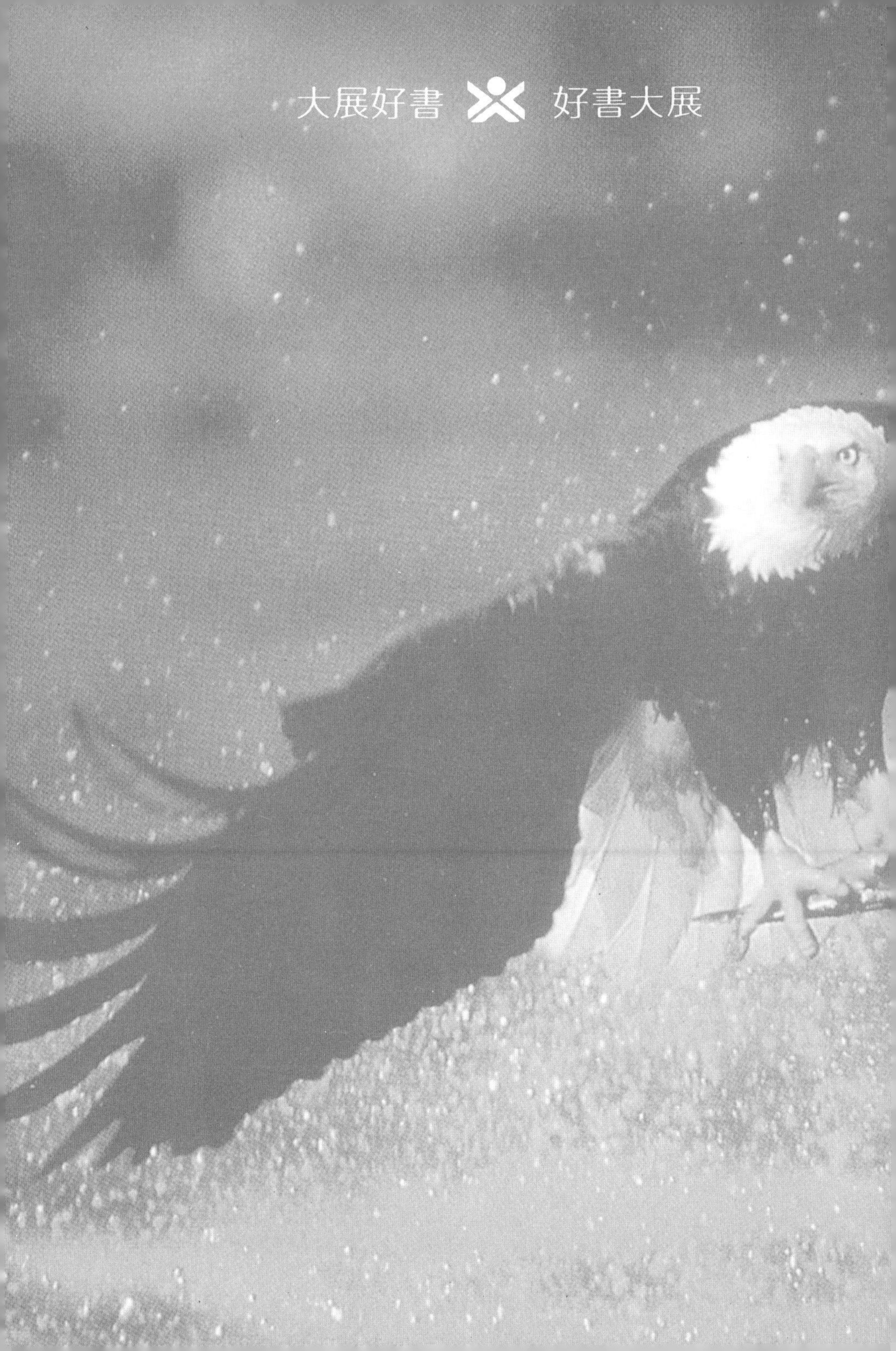
大展好書 好書大展

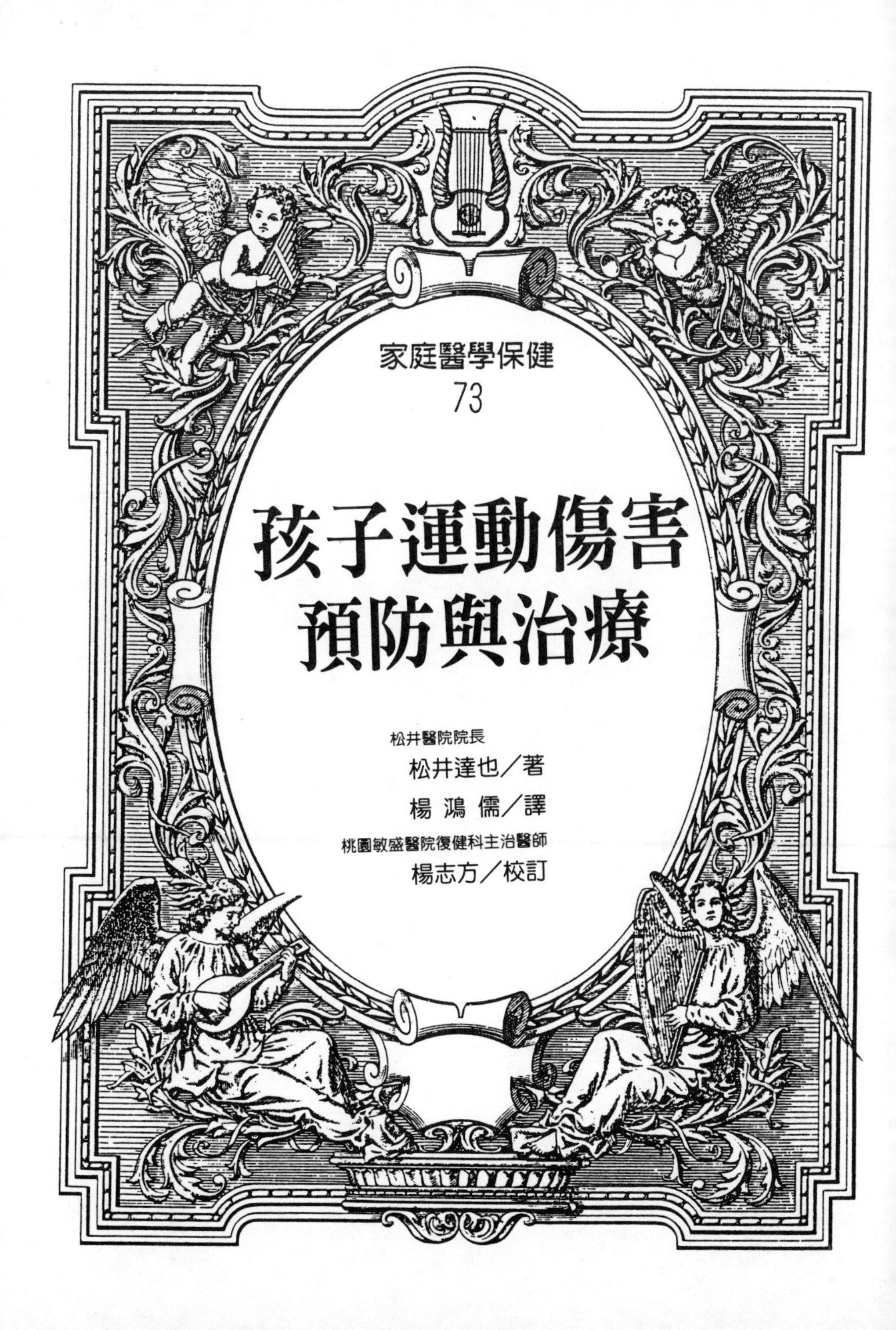

家庭醫學保健

73

# 孩子運動傷害預防與治療

松井醫院院長
松井達也／著
楊鴻儒／譯
桃園敏盛醫院復健科主治醫師
楊志方／校訂

# 序言

偶爾雖能看見國中生、高中生左右年紀的年輕人，在奧運等世界性運動大會的體操、游泳比賽項目上大放異采，但是，並非任何比賽項目他們都能和成人對等競爭。例如田徑、球技等多種項目，就罕見十八歲以下的選手。

這是理所當然的事情。因為雙方在身體上就存有很大的差異，所以，年輕人想要和成人進行對等競賽，可說是困難重重。其理由在於人體的肌肉和骨骼必須成長到某種階段才能夠發揮出實力。

然而，體操和游泳的競技比賽，十四～十五歲左右的選手表現不僅不遜於成人，有時甚至超越成人。由此可見，年輕人的神經系統和心肺功能的成熟度，已和成年人無太大差距。

事先充分理解身體成長中，各個階段的狀態後，再讓孩子從事運動才是上策。如果未經謹慎理解，就強迫孩子勉強從事超越成長能力的運動，那麼，尤其是成長期，會導致運動傷害的危險性將更高。

另外，在幼年時期強迫從事和成人一樣的高層次運動時，也可能引起過去未曾有過的傷害。更令人擔心的是，成長期的運動傷害會給將來留下禍根的情況不少。

尤其團體競賽的練習，除了基礎練習以外，以團體為主的練習時間往往比個人練習時間多。若是遇到練習時間或練習場所受到限制，那麼，必須持續進行相同動作的練習機會也多。

處於這種狀況下的教練，如果無法瞭解每個孩子的成長速度具有極大差異，或者無法判斷身體哪個部位發生傷害，將難以勝任指導工作。由於多數的青少年團體的運動都屬於團體競賽，因此，經常注視著選手的教練，他的眼力也變得重要。

最近透過運動醫學、運動科學、運動生理學等針對運動和身體關係的瞭解，我們才懂得如何有效提高運動的效率，以及如何防範運動傷害。

運動時雖然存在無法避免的扭傷、碰撞等外傷，但是，構成運動傷害的因素是使用過度、運動過度，這卻是能夠充分預防的。

只是有關運動傷害的原因、治療和預防方法，目前仍有許多難以解決的問題，留為今後的課題。

例如，如果能輕易明白疲勞的程度就不會發生傷害，然而事實卻非如此。目前的階段，是依靠血液檢查即可某程度地瞭解疲勞狀態，不過，很難做到經常性抽血。

一旦能明白疲勞的程度，就能避免過度運動，也能預防運動傷害。或許有人認為在運動現場，可以簡單看出，可是目前依舊有困難。運動現場是否有判斷疲勞的標準呢？所以，探討疲勞的標準成為我們這些運動專科醫師的任務。

本書是以運動教練或家有成長期孩子的家長為對象，以淺顯易懂的方式，撰寫如何因應運動傷害的對策，以及預防上的注意事項。難懂的說明請查閱參考書，本書是使用簡單的文句敘述，請各位參考。

我的最大願望是，杜絕成長期的運動傷害殘存到將來，大家能夠一直快樂地從事運動。

# 目錄

## 第二章 各種傷害和治療法

## 第三章　運動時的注意事項

## 第四章 不殘留疲勞的訓練方法

## 第五章 從運動傷害回歸運動時

# 結語

# 第一章 孩子的運動傷害為何可怕?

# 何謂運動傷害

**疲勞無法消失時要注意** 所謂運動傷害是指因運動而導致身體使用過度、累積疲勞、疼痛難以排除的狀態。此外，因從事運動而受傷，稱爲運動外傷。

像這種由於運動而引起的慢性、急性疼痛，或者受傷，一般都稱爲運動傷害。因此，廣義的運動傷害包括成長痛、扭傷和碰撞等等。

運動之後的疲勞，任何人多少都會引起。但是，一般性的疲勞和運動傷害的差異是，疲勞頂多一～二天內即能改善，至於超過一～二天仍持續疼痛的情形，要懷疑是運動傷害。

尤其是孩子，稍微的疲勞和疼痛，往往睡過一夜或者隔天就大致消失。所以，發現孩子保持安靜時還具有強烈疼痛，或者開始運動時仍無法進行平常的動作，或者逐漸無法活動等情形，務必停止運動。

至於，雖然殘留一些疼痛和疲勞，然而活動中能緩緩放鬆身體，進而活動自如，就無大礙。相反的，無法進行平常的動作時，則顯示危險訊號。

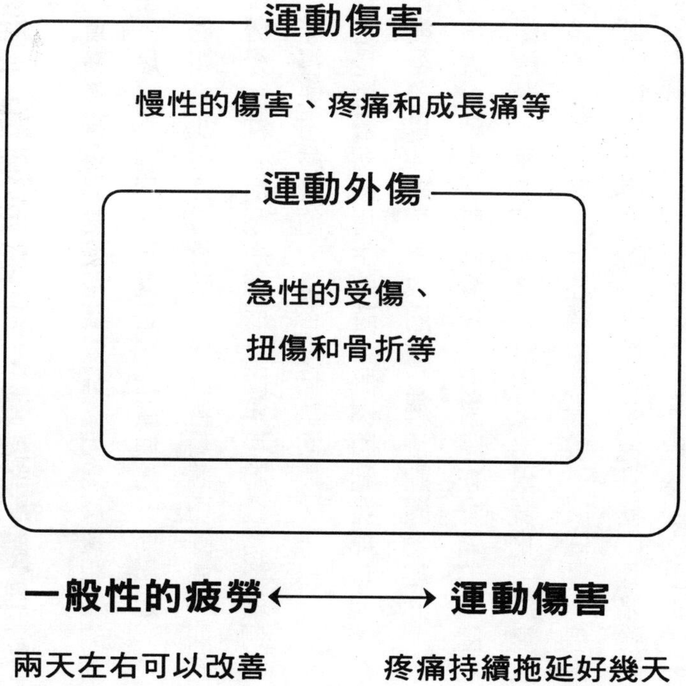

運動傷害

慢性的傷害、疼痛和成長痛等

運動外傷

急性的受傷、
扭傷和骨折等

一般性的疲勞 ←——→ 運動傷害

兩天左右可以改善　　疼痛持續拖延好幾天

何謂運動傷害

# 因為「過度使用」，導致肌腱等受到傷害

**運動傷害是過度使用症候群**　因爲反覆相同的動作，使得集中接受刺激的部位產生疼痛等的症狀，就是「過度使用」所引起。

例如，使用菜刀將數十根白蘿蔔薄切圓片。開始時是使用手腕順暢地切，感覺疲勞後，就不活動手腕而以固定手腕姿勢繼續切。更疲勞時，連手肘都不活動了，非得使用肩膀的力量否則無法切片。

這是因最初使用手腕時，肌肉順利發揮功能，牽引關節活動。然而疲勞後，肌肉變得難以伸縮，導致關節也無法動彈。如此一來，不僅肌肉疲憊，肌腱的負擔也增大，結果，肌腱發炎，而附著在骨骼的肌腱部份也引起疼痛。

像這般，疲勞首先會在肌肉上出現變化。演變成肌肉疼痛後，關節的活動隨之變差。這種狀態如果經過休息大致不成問題，但是，若勉強繼續工作的話，即會引起傷害而疼痛不斷。成長期間，肌腱比骨骼強壯，所以，附著在骨骼上的肌腱部份，必定是負荷了過多的刺激才呈現問題的。

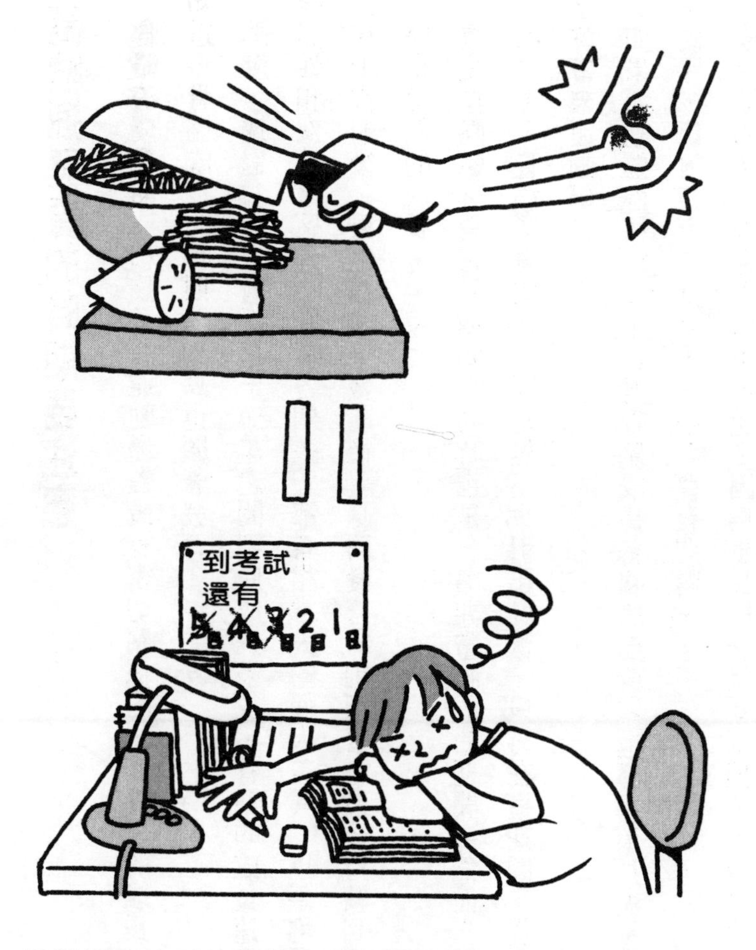


肌腱過度使用的狀態和開夜車讀書、加班的狀態一樣。

**何謂「過度使用症候群」**

# 身高快速發育的時期要注意

**骨骼的成長期**　和孩子的運動傷害最有密切關係的，是骨骼的成長。不用說也知道，骨骼成長的時期，身高也顯著發育。

那麼，透過右圖來看看孩子一年之間到底成長多少。骨骼的成長速度，不僅依據男性和女性來區分，其實各個孩子都有相當大的個人差異。以平均值而言，女性在十歲前後、男性在十二歲前後，身高發育特別顯著。最後持續到二十歲左右才停止骨骼的成長。

這段身高顯著發育的期間，同時也是骨骼非常脆弱的期間。然而，在一般日常生活之下，骨骼顯著成長期間當然不會引起傷害。只有在這期間，從事激烈運動才會帶來運動傷害。

如果運動傷害特別發生在與骨骼成長有關的部位（也稱爲生長板，骨骺線、骨骺軟骨。參照五十二頁），那必然會有問題。

成長期的運動傷害爲何可怕呢？因爲生長板一旦受到損傷，容易殘留骨骼變

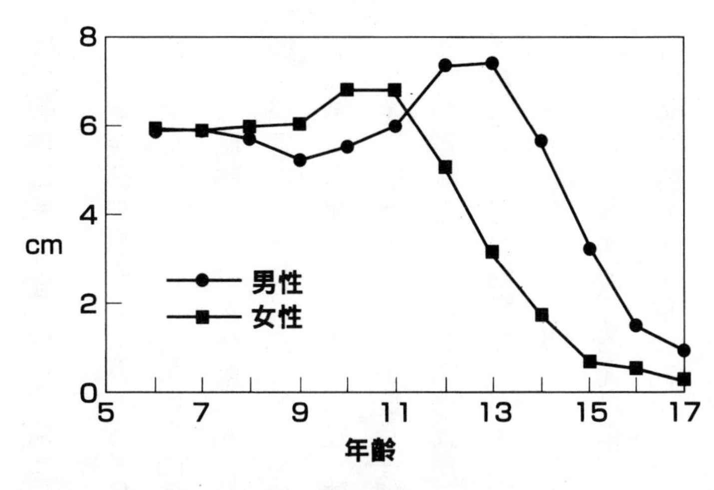


**孩子的身高在一年間能夠成長多少呢？**

化，（參照三十二頁）導致疼痛持續到將來，關節的活動變得不順暢。

這段身高快速發育的時期，也是生長激素分泌旺盛的時期（第一次性徵）。

這時候，如果太早使用器材進行舉重訓練的話，不僅不會增長肌肉，反而徒增骨骼、肌肉和關節的負擔。所以請務必排除此項運動。

肌力訓練的適當時期，是性賀爾蒙開始分泌、身高發育快結束（第二次性徵）的十六～十七歲左右。

成長期的孩子在從事運動的場合，家長和教練應該牢記千萬別把運動所引起的傷害，遺留到將來。

# 運動傷害中最令人困擾的部位是手肘和膝蓋

**哪個部位易引起傷害**　過度使用的運動傷害，雖然可能發生在身體的任何部位，卻有所謂比較容易受傷害的部位和關節。

運動時，活動機會較多的肩膀、手肘、膝蓋、腳踝等關節，以及其周邊組織，通常都比較容易受傷。像棒球、網球和羽球等運動，大多是引起肩膀和手肘的傷害；而跳躍動作多的田徑、籃球等運動，則大多是引起膝蓋和腳踝的傷害。

孩子的運動傷害中，最令人擔心的也是這兩種。**棒球肘**（參照六十四～六十九頁）和膝蓋痛的**奧斯戈德氏病**（osgood's disease）（七十八頁），就是因爲手肘和膝蓋引起**骨骼變化**（三十二頁）所導致的日後影響。

除此之外，手肘和膝蓋周圍也會引起腱鞘炎或關節炎等關節內的軟骨受傷。

另外，有關腰部的運動傷害，是由於進行前後彎曲、旋轉運動等多樣化的動作，導致**腰椎分離症**（九十六頁），或者在骨盤周邊引起**剝離骨折**。

長跑選手等經常會發生的小腿疲勞骨折，也應該注意。

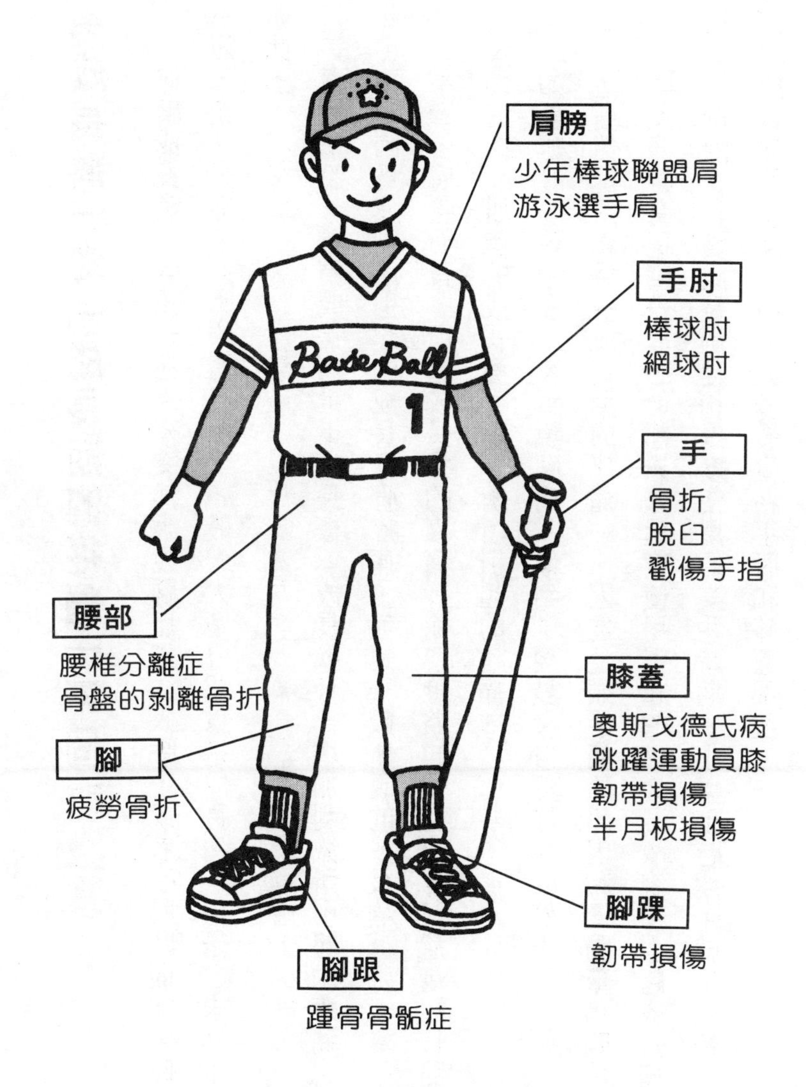


哪個部位易引起何種傷害

## 「成長痛」和「成長期的疼痛」不同

**何謂成長痛**　當孩子在半夜突然訴說腳痛無法入眠，或者手肘時而痛，時而不痛，尤其未從事運動的情況下，一般人大多會認為是成長痛，但是，未必全然如此。

嚴格來說，所謂成長痛是指生長板（成長軟骨）增加刺激所引起的疼痛。為此，孩子因為運動所引起的成長軟骨疼痛，就是一般所說的成長痛。

不過，廣義而言，所謂成長痛的疼痛，除了骨骼的生長板外，還包括骨骼及其周圍肌肉、肌腱的成長發生不平衡所引起的疼痛。

如前述般，孩子在半夜訴說腳痛，但到了翌晨又自然好轉的例子。

這種情況請視為「成長期的疼痛」。因為這類疼痛的起因和運動毫無關係。

成長痛雖有程度差異，但都只是過度使用引起的疼痛。故容易引起成長痛的情況只侷限在骨骼成長過程和過度使用的某些時期。小學生時期，就是比較容易出現成長痛的時期，而且大多發生在手肘和膝蓋部位。

即使不曾特別運動，也會引起成長痛，可是如果因爲運動加強刺激，將更容易引發。

大多時候只要保持安靜即可好轉，無須擔憂。不過，務必注意的是，已經引起前述的棒球肘或奧斯戈德氏病，就不能還以爲是單純的成長期疼痛而疏忽。

家長或教練，往往對孩子的運動傷害抱持著「我想是成長期的疼痛，看看狀況再說吧！」

自行判斷是無礙的成長期疼痛或運動障礙引起的成長痛，可說是相當危險的作法。因此，發現劇烈疼痛持續不斷時，請前往整形外科接受診察。

而且骨骼會隨著成長產生急遽的變化，就算X光片的診斷雖無問題，但紅腫、疼痛依舊或引發其他症狀時，務必再次接受診察。

# 家庭裡應注意的事項

## 無法從事平日活動時即該休息

為了預防運動傷害，應該留意孩子的哪些事情呢？那即是「是否能夠從事平日的活動」。像站立、坐下等一般的動作都能順利進行的話，那麼稍微疲勞也可視為沒有問題。運動傷害是因運動引起的，所以通常某部位有疼痛時，若再活動身體，疼痛將更強烈。

我在門診診察患者時，最初留意的是患者進入診察室的動作。雖然偶爾會被蒙蔽，但大多能掌握某種程度的疾病狀態。然後再進行診察，以及透過X光片等的幫助詳細診斷。

我只有在門診時才能看見孩子的動作，而家屬卻能每天觀察，所以，應該更能詳細瞭解其中的變化。而瞭解其中的變化是相當重要的環節。例如，孩子訴說膝蓋、腰部疼痛，然而卻能盤腿前傾看好幾個小時的電視，即可放心。有空時，再觀察孩子運動時的動作狀況，作為日後參考。

## 悄悄地檢查全身的動作

| | |
|---|---|
| 是否活潑地步行 | |
| 拿碗筷進餐的姿勢，是否和平日一樣 | |
| 是否能夠盤腿坐下 | |
| 玩電視遊樂器時，是否能夠盤腿 | |
| 站立、坐下的動作是否順暢 | |
| 上下樓梯時是否活動自如 | |

## 檢查局部的動作

| | |
|---|---|
| 手肘和膝蓋關節的動作是否順暢 | |
| 彎曲、伸直手腳時，是否會有疼痛 | |
| 手是否能勾到頭部後面 | |
| 是否能夠單腳跳躍 | |

## 孩子曾經這樣抱怨嗎？

| | |
|---|---|
| 某部位的疼痛持續不斷 | |
| 某部位一直紅腫著 | |
| 訓練時會覺得氣喘 | |
| 感覺稍微發燒 | |

**家庭裡的檢查重點**

# 如何判斷是否需要保持安靜

**儘早接受診察**　骨折、脫臼等關節的急性運動傷害另當別論。有關慢性的運動傷害所引起的骨骼變化，大致上無須考慮手術療法。因爲針對成長中的骨骼進行手術，恐怕會有不良影響。

但是若遺留下骨骼變化，導致運動發生困難或疼痛難忍時，如**奧斯戈德氏病**的骨骼剝離或者**分裂膝蓋骨**（髕骨）等狀態，也要等到骨骼成長終止才會進行手術治療。

對所有的運動傷害而言，並非所有疼痛狀態，都需要靜養不可。務必靜養，或者可以進行輕微運動，或者即使有些疼痛，也要從事平日的運動，這都需要仰賴醫師的診察和X光片等來做判斷。

只要獲得醫師正確的診斷，就不必擔心運動傷害。所以，稍微感覺孩子的動作異於平常時，儘早接受診察相當重要。

若傷害原因只是疲勞，也僅限於肌肉疼痛和肌腱疼痛時，那麼疲勞程度即使

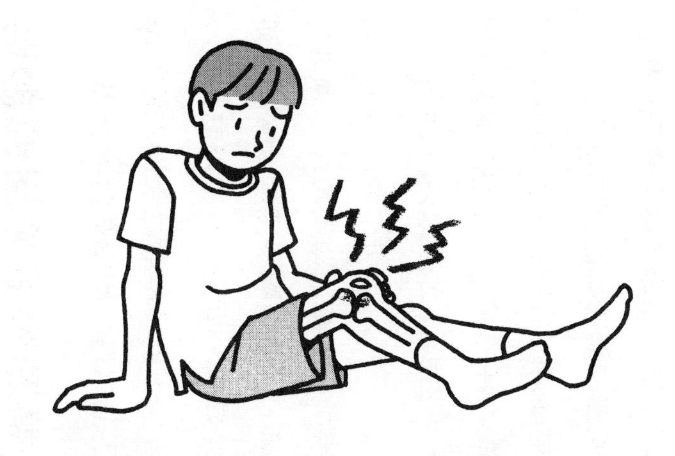

**如果忍耐疼痛置之不理，將轉變成嚴重症狀**

嚴重，還是能藉由休息來治癒。

如果肌腱和肌腱，或者肌腱和骨骼互相造成摩擦時，那麼無論是摩擦或被摩擦的部份，都可能受到擦傷。而且這樣的變化會演變成刺激，所以，短時間的休息是無法輕易治癒的，有必要接受某種程度的治療。

同時會影響到關節的內部，例如，關節軟骨長肉刺、有裂縫、剝離，致使軟骨和韌帶受損時，想重新恢復運動則需要花費更多的時日，有時還不得不停止運動。

這種嚴重的運動傷害症狀，如同原本是該隨著加齡緩慢變形的狀態，卻急遽地在短時間內引發一般。

## 成長期的骨骼是柔軟的

**有軟骨加以覆蓋**　成長期的運動傷害，不僅是過度使用所致，也由於骨骼尙處於成長過程而容易受傷。

骨骼在母親胎內時，是以軟骨形態形成。隨著成長，由骨骼的中心部位轉變成硬骨，並且比率逐漸增加。這時候，骨骼的兩端會留下骨骺軟骨，經由這部份的成長，才會使身高增長。各部位的骨骼雖有差異，但骨骺軟骨的閉鎖時間通常大約在二十歲左右。

因此，成長期的骨骼和成人的骨骼相比，其軟骨部份顯得多又未成熟。而且，這時期的骨骼，韌帶比骨質強壯，因此即使力量不大，但只要反覆進行肌腱拉扯骨骼等的用力動作，就容易造成骨骼或骨骺線的傷害。

若把成長期的骨骼視爲稍硬的黏土，韌帶視爲粗強的橡皮帶，當強力拉扯綁在黏土兩端的橡皮帶時，黏土將會彎曲變形。當然，骨骼並不像黏土一般柔軟，可是這時期除了運動外，只是簡單的跳躍也有可能增加骨骼的負荷。

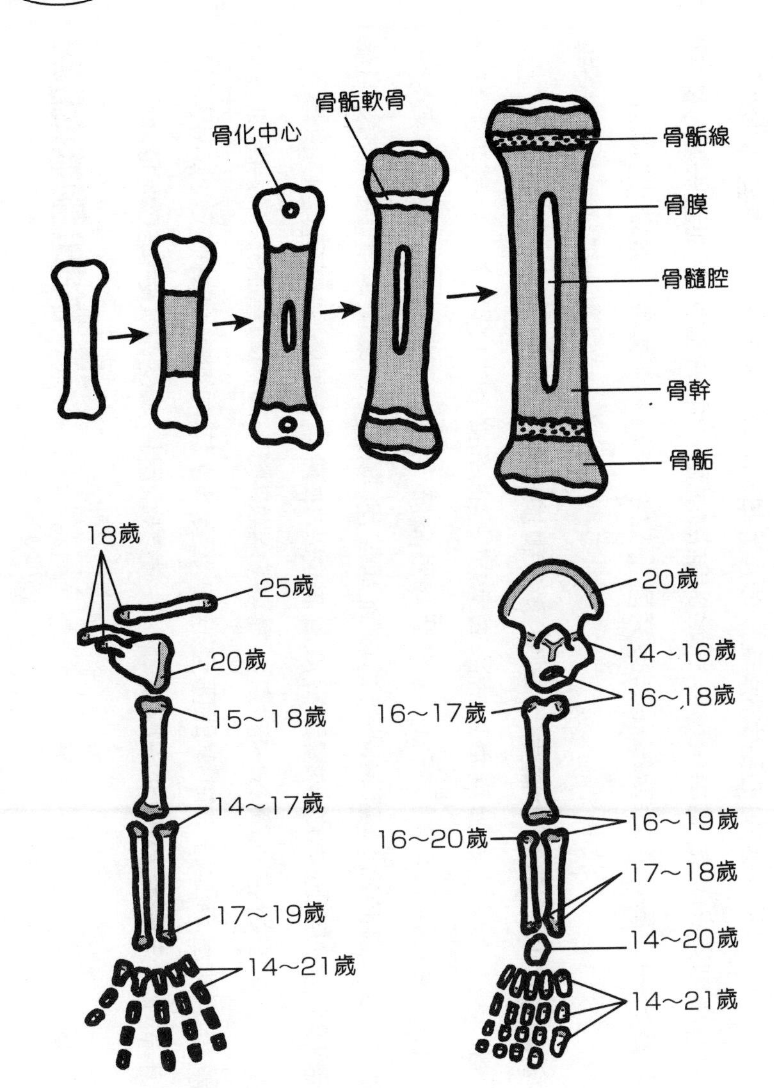


骨骼的成長（上）和骨骺軟骨閉鎖的年齡（下）

# 何謂骨骼變化

**各種骨骼變化** 體內發生的骨骼變化，分為強大外力瞬間造成的骨折，以及因為慢性刺激導致的疲勞骨折，骨骼成長期間因肌腱拉扯力造成的骨骼剝離等為代表病例。此外，如骨骼發炎導致腫瘍等特殊病例，本書不加討論。

其中主要問題是，骨骼在成長過程裡，受到肌腱的拉扯力而引起骨骼變形，導致疼痛一直無法好轉。代表性的症狀有**棒球肘**、**奧斯戈德氏病**。另外，髂骨（形成骨盤的骨骼）的撕裂骨折也會使**骨骼剝離**。當診察這類受傷症狀後，又經由X光片觀察，看起來似乎是重傷，但其實完全沒有問題。

對將來有影響的症狀，被認為是疲勞骨折的**腰椎分離症**、**二分膝蓋骨**（髕骨——分裂膝蓋骨）。

二分膝蓋骨（髕骨），大多類似由碗狀的外上方四分之一處發生分離。以前視其為天生的變化，但現在卻認為是疲勞骨折所致。當彎曲、伸展膝蓋時，肌肉和肌腱會分開受到拉引，使得分離的部位一活動就出現疼痛。

## 骨骼變化的影響

**對將來毫無影響的傷害**

疲勞骨折、髂骨和坐骨的剝離骨折

**對將來可能有影響的傷害**

腰椎分離症、分裂膝蓋骨（髕骨）、
有痛性外脛骨、仔骨的分離

**對將來具有影響的傷害**

棒球肘（離斷性軟骨炎）、骨骼變化的奧斯戈德氏病

此外，還有一種雖被認爲是疲勞骨折，但仍無法確定的所謂仔骨分離。

仔骨在身體各個部位正常存在著，多數是屬於小功能的骨骼。尤其，位於腳拇趾跟裡側的仔骨分離所引起的疼痛，更常被視爲是疲勞骨折。

所謂**有痛性外脛骨**也會引起腳部疼痛（參照一一四頁）。但是，這種分離究竟是由疲勞骨折、成長期的骨骼癒合不全或者骨骺炎所引起的呢？目前仍無法解明。

有可能是腳部的細微動作，刺激到肌腱的附著部份，因此，骨骼和骨骼活動時會出現疼痛。

# 第二章 各種傷害和治療法

# 有什麼樣的治療法呢？

**以「靜養」為基本**　本章雖要以各部位別來說明各種運動傷害，但是，任何傷害的首要治療是「靜養」，也是治療的基本。日常生活中出現疼痛時，大致可以放心，只要休息就無大礙。

如果疼痛惡化又拖長，可採用口服藥等藥物療法，或以電療牽引腰部的物理治療等之復健療法。另外，有必要時還可以採用外科手術療法。

當然，同樣的疾病也會因症狀、病程而有不同的治療方法。而針對從事運動和不從事運動的人，基本上其治療也有差異。甚至有人還需要精神科的治療。治療時，首先採藥物療法，以貼布和塗抹藥物爲基礎。也有併用物理療法的情況。

有人非常喜歡注射，但對於孩子大多不主張注射。遇到不得已的情況，仍要先聽取接受治療者的期望，再考量治療方式。其實，進行再優越的治療，如果無法獲得患者本人的認同，效果是會減半的。

到底有什麼樣的治療法呢？彙整於下一頁。

**藥物療法**…治療的基本方法。包括塗抹藥物、貼布（冷、熱），鎮痛消炎劑、抗腫脹劑等口服藥，以及栓劑等等各式各樣的止痛藥劑。

**護具療法**…在手、腳、腰等部位配戴預防性或輔助性的輔助器具、束帶等。但是並不適合成長期的孩子使用。

**物理療法**…適用於慢性疼痛持續不斷的情況。以溫熱治療、電力治療、牽引等來促進肌肉和關節的血液循環。

**手術療法**…對成長期的孩子務必慎重判斷。採用於因骨折而引起血管、神經損傷，以及韌帶受損傷而無法進行激烈運動的情況等。

**運動傷害的治療法**

# 護具療法、物理療法、手術療法

**護具療法** 成長期間需要護具的狀況，大多因爲腳關節扭傷，其他還有因腰椎椎間板突出，偶爾需要穿戴腰痛用護具的情形。成長期間，除非有特別狀況，否則別裝置預防用的輔助器材或護具，最好以沒有任何護具的狀態下，從事運動爲宜。因爲一旦使用護具後，身體即會產生依賴護具的習慣。

**物理療法**（牽引、溫熱、電力） 這些主要針對持續性的慢性疼痛，如膝關節疼痛或腰痛等症狀。目的是透過靜養和排除肌肉、關節緊張，來促進血液循環。但是，若沒有定期進行治療，療效也不持久。以學生的情況，多數無法放棄課業、社團活動，所以想定期來院治療也難。

**手術療法** 必須手術的情況是骨折引起骨骼嚴重移位，或者血管、神經及其他組織受到損傷。另外還包括神經痛等經常性麻痺，因疼痛、關節活動不順暢導致阻礙到日常生活的情況等。不過，再考量成長期的孩子是否需要動手術時，如果我們醫師有所疑慮，通常會放棄手術治療。成長期的骨折會有問題的是，和生長板（骨骺線）有關係的部位發生骨折。其他部位的骨折都無大礙，大致三～四週即能長出新的骨骼。至於成人則需要六～八週。將十～十二歲以下的孩子，在一週內所拍攝的X光片加以比較，你會驚訝地發現新骨骼的成長竟如此快速。

何況，一般的骨折只要打石膏、綁繃帶加以固定，大多足夠應付。即使頸椎椎間板突出造成的神經痛，但只要無痲痺症狀（檢查肌力、知覺有無異常來做判斷），而且日常生活上沒有困擾的情形，也不考慮手術一途。

如果，患者希望日後能夠安心地運動，就建議手術。例如，前十字韌帶損傷，即使不手術也不會影響日常生活，但是，運動太激烈時就有不穩定感，並會引起膝蓋疼痛，無法盡情地從事運動。同時，也因爲這類的不穩定，致使包括膝關節內半月板軟骨也很容易受到損傷。

然而若是進行手術，又需要長時間的手術住院期，再次回歸運動的前置時間也久。像國中生、高中生的三年學校生活中，就需要有三分之一的時間專心接受治療。所以，如果沒有充裕的時間接受手術治療時，那麼，手術將變得毫無意義可言了。

# 以貼布或塗抹藥為基本

**止痛藥應分別使用**　治療運動傷害最必要的藥品是貼布（冷敷貼布、熱敷貼布）和塗抹藥物（乳霜劑、軟膏和液體藥劑）等所謂的外用藥。而這些都有止痛效果。

依據各種藥劑的材質，有的令人感到冰涼，有的感到溫熱，有的產生刺激感，有的毫無感覺。

紅腫的部位如果塗抹藥品，有時會因刺激而加重疼痛感。這時候應先使用冷敷貼布，經過四～五天不再紅腫後，則可依自己喜好選用冷敷貼布、熱敷貼布，或者塗抹藥物。至於，對付慢性疼痛可使用按摩，這時要準備處方塗抹藥物。

扭傷、跌撞時，爲了解除疼痛或紅腫，可以服用鎮痛消炎劑或抗腫脹劑，最少一週，最多三週左右即能治癒。

栓劑是適合具有強烈疼痛、厭惡口服藥、胃腸脆弱的人使用。但是，栓劑對成人而言都覺得不舒服，孩子恐怕更是排斥。

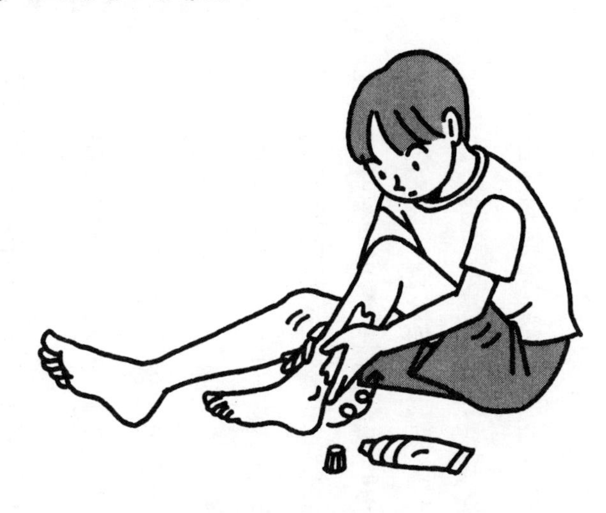

懂得善用塗抹藥物

栓劑、血管注射等，除非發生強烈疼痛，否則不對孩子使用。

椎間板突出引起腰痛等具有神經症狀的情況，可能會在神經或神經的周圍進行所謂阻斷（block）注射，來抑制疼痛。

有趣的是，連大人也一樣，無論使用貼布或塗抹藥物，如果使用後毫無刺激的感覺，或不涼、不熱時，就覺得似乎未曾接受治療一般，令醫師們真不知如何處方是好。

例如，使用毫無任何刺激的雷射治療，無論醫師如何解釋效果，大多患者都只願意接受數次雷射後就停止治療了。

# 急救處置① 紅腫時以RICE來處理

**儘早就診**　當外表看得出變形，又具有強烈疼痛、快速紅腫等，務必儘早接受診療。由於這種狀況可能是骨折、脫臼、或引起嚴重的韌帶損傷等，因此應使用瓦楞紙、棍棒等支撐，再以毛巾、繃帶加以固定後，保持安靜。即使骨骼變形，也需要維持原狀下保持安靜爲宜。

這時候的基本處置方式稱爲**RICE療法**。這是取 Rest=安靜、Icing=冷卻、Compression=壓迫、Elevation= 抬高之各頭一個字母所形成的用詞。主要在於保持安靜，儘量抑制出血、紅腫。

尤其手腳受傷時，如果不僅會有強烈疼痛，還會產生麻痺，不能順暢活動手腳，指頭顏色變紫或發黑的情形，更需要緊急受診。

這時候，若傷口含有沙、泥等異物，首先要用水沖洗，洗淨後儘量以清潔的手帕、毛巾覆蓋住傷口，及早接受治療。

## RICE＝跌撞、扭傷等的急救處置

| | | |
|---|---|---|
| **R**est | = | 安靜 |
| **I**cing | = | 冷卻 |
| **C**ompression | = | 壓迫 |
| **E**levation | = | 抬高 |

何謂 RICE 處理

# 急救處置② 冷卻的方法

**避免過度冷卻**　除了需要前項的急救處置之外，其他時候以冷敷並觀察病程，由翌日的狀態來決定是否需要就診或沒有問題。

冷卻的方法，基本上是使用塑膠布包住冰箱的冰塊四～五個或保冷劑，再覆蓋毛巾，然後敷在疼痛的部位約十五分鐘。如果未到十五分鐘疼痛部位已覺得冰涼，那即可停止冷卻。

如果經過一小時還覺得疼痛，則反覆進行冷敷，但是，過度的冷卻會引起凍傷，務必注意。

使用冷卻噴霧劑時，應該先詳讀說明書後才用。當跌撞、扭傷經過二～三天，出現嚴重紅腫的狀態時需要冷卻。

由於泡澡會增加紅腫的嚴重性，所以當天不要泡澡。翌日則看狀況決定，但如果紅腫依舊嚴重時，仍避免泡澡。之後，紅腫消失時，由於熱敷能促進血液循環，而積極熱敷或泡澡。

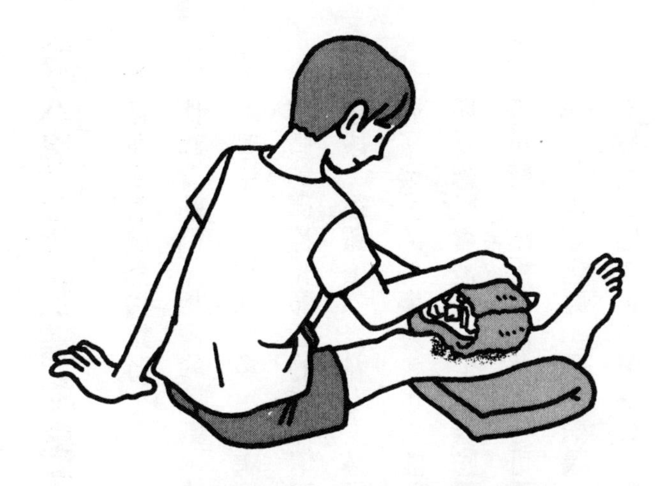

患部略抬高，但注意別過度冷卻。

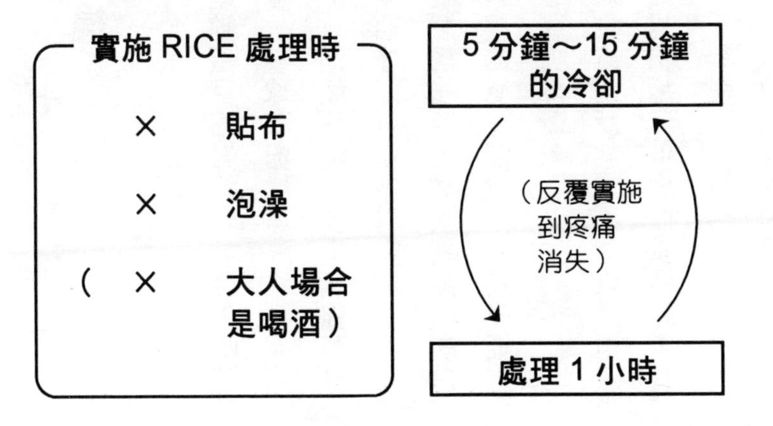


冷卻的方法

# 令人擔心的眼睛和鼻子碰撞

## 眼睛受到強烈撞擊時

比起會跌倒、相撞的遊戲，球類運動項目相對的容易發生眼睛受到強烈撞擊事件。其中又以棒球居多，其次是足球、壘球和網球等。

眼睛的碰撞和顏面的碰撞情況類似，即使逐漸紅腫也無強烈自覺症狀。所以初期階段，很難由外表看出，必須及早前往眼科就醫為宜。

除了碰撞的外傷外，也可能引起網膜震盪症、網膜剝離、前房出血等情況。

所謂網膜震盪症，是指眼底稱為網膜的感光部位，其網膜細胞引起移位的狀態。嚴重時，變得無法感光，可能導致視力障礙。

另外的網膜剝離，是指網膜由眼底剝離的狀態，不加以手術有失明之虞。

至於前房出血，大多點點眼藥就可以治癒。但出血量多時，有時仍需靠手術來解決。

顏面碰撞所引起的眼窩骨折或傷害，也會引起視力障礙，有時也會失明，務必留意。

**鼻子受到強烈撞擊時**

鼻子受到撞擊，嚴重時會引起鼻骨骨折。此時，由外表即能明確看出鼻梁彎曲，應馬上前往耳鼻喉科就診。雖需要處理，但能夠完全治癒。

當鼻子出血時，將顏面前傾、壓低下顎、捏住鼻孔以口呼吸，同時冷卻額頭到鼻子的根部。

避免將棉花或衛生紙塞入鼻子深處。尤其棉花會殘留纖維，容易再度引起出血。可能的話，使用紗布等來進行壓迫止血。

鼻子深處出血的時候，把血吞進去較令人難過，所以最好吐出來。

# 嚴重擦傷時

**前往醫院為宜的情況**

疼痛強烈時、出血量多時、傷口淺但範圍大時、傷口受到沙泥污染時，都儘量以乾淨的紗布、毛巾等壓住傷口，及早前往醫院就診。還有，經過一段時間後，傷口仍有滲出液時，也需要到醫院診察。

**可以自行處裡的情況**

只是皮膚受傷、傷口又淺又小、馬上能夠止血、沒有沙泥附著的情形等，則可以使用家庭用的消毒藥水加以處理。短時間內還能貼ＯＫ繃，但由於會使得傷口悶不通風，所以避免長時間使用。只是翌日，傷口呈現髒污狀態的話，則需要前往醫院就診。

**孩子容易化膿的情況**

有些孩子一受到蟲子螫傷或跌倒稍微擦傷，其部位即容易化膿。這可能是免疫力降低的狀態，也可能是糖尿病等全身疾病的部份症狀，但是大多屬於體質的問題。通常，小學以上的孩子罕有這類現象，不必擔心。

**出血時候**

除非大出血，否則加以壓迫五分鐘，多半能夠止血。如果稍微壓迫一下就觀看狀況，那是難以止血的，必須持續進行壓迫五分鐘才有效果。

傷口出血時，別使用衛生紙等紙類，而應該使用手帕或毛巾來壓迫爲宜。另外，有關在傷口塗抹蘆薈汁等療法，由於容易引發細菌感染，故請別採用。指頭受傷時，若以橡皮筋長時間綁住根部，將破壞血液循環、阻礙治療，因此僅僅可以壓迫出血部位。

頭部或顏面受傷時，即使是小傷，但只要本人或他人都覺得出血量大的情況，應該冷靜找出出血部位最要緊。

首先，以清潔的紗布或毛巾，針對認爲可能是出血部位的全部範圍加以壓迫，並且由外側緩緩壓迫。直到確認出血部位後，才只壓迫此部位。如果一直無法確認出血部位的話，也別勉強處理，以壓迫全部範圍的狀態，馬上送醫就診。

# 骨折的特徵①「軟綿綿」彎曲折斷

**大多是嫩枝骨折**　成長期的骨折，由於當時的骨骼比成人柔軟，故較少粉碎性的骨折，大多以扭曲般的骨折為主要特徵。

幼稚園的幼童或小學低年級的孩子，常發生用手撐住跌倒的身體，引起前臂骨骨折，這就是所謂的**嫩枝骨折**。症狀就像細嫩的樹木一般，僅是柔軟彎曲而已，在X光片上也看不出骨折。還有所謂的**竹節樣骨折**，這是因由骨骼的兩端受到壓迫，導致骨折部位會像竹節般腫大起來的骨折。

這都是幼兒特有的骨折，因為像手臂骨一般的長形骨骼，其包住骨骼的骨膜通常厚又強韌，所以才容易引起這類骨折。連嚴重折斷彎曲的骨折，也因骨骼柔軟，而多半不會發生骨膜完全斷離的情形。通常不需手術，只要固定三週左右即能治癒。這類骨折，在剛發生時，由於骨骼柔軟，所以即使骨折也很難透過X光片明確看出。但是也有經過二～三天後即能看出的情形，故依症狀有時需要再度拍攝X光片。此外，孩子運動傷害所引起的骨折中，也常見所謂的**疲勞骨折**。

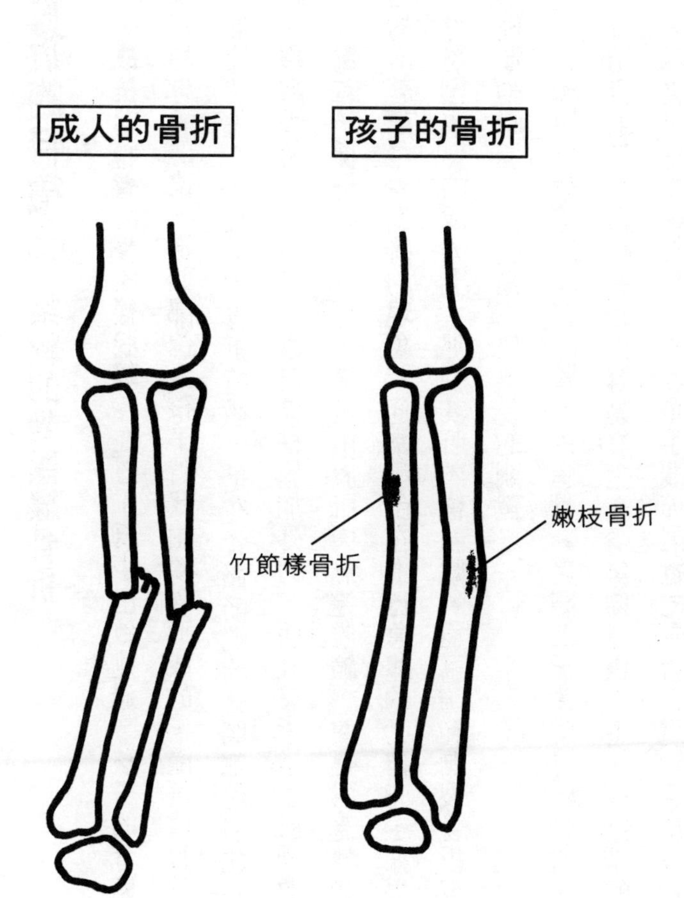


成人骨折和孩子骨折的差異

## 骨折的特徵② 柔軟的骨骺線骨折

**成長期特有的骨骺線脫離**　在三十頁中已敘述過，孩子的骨骼中具有成人所沒有的骨骺部位，這個部位是孩子時代由軟骨形成的，隨著成長軟骨部份會變少，最後消失。成長期的骨折特徵，是在骨骼前端的骨骺部份引起骨折的**骨骺線脫離、裂離骨折**。一般是垂直於骨軸施加外力，而且又添增了肌肉收縮力引起的。

還有一種是撕裂骨折。這是由於肌肉急遽收縮，使得附著於骨骼的肌肉或肌腱的附著部發生剝離的現象。通常發生在進行急遽的動作時，如果這種狀態發生在骨骼已成熟的成人上，那麼其肌肉會剝離。爲了防範撕裂骨折或肌肉剝離，在準備運動時進行伸展操成爲重要的關鍵。

骨骺線骨折會出現在肩膀、大腿骨（髖關節）、腓骨、骨盤、坐骨結節部、恥骨結合部等。肩膀的骨折容易發生在少年棒球選手上，有所謂的少棒聯盟肩的肱骨（肩）骨骺線脫離。照片是手關節附近的骨折，這和手指骨折（七十二頁）一樣，都與成長有關，所以整復相當重要。

## 骨骺線脫離

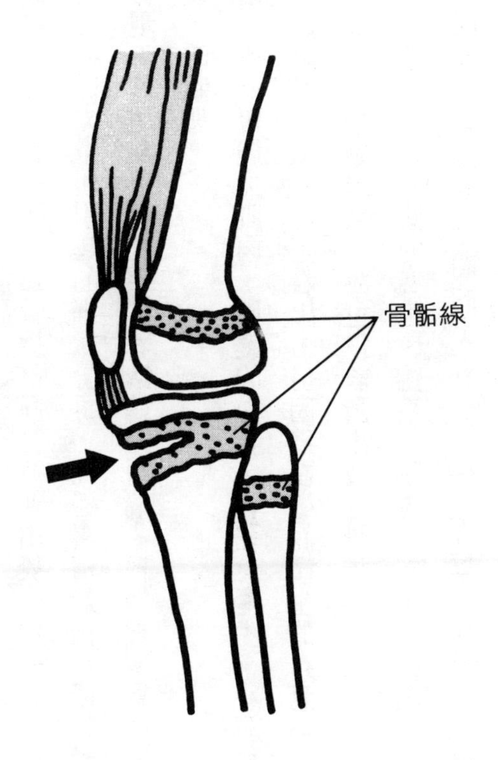


成長期容易引起的骨骺線脫離

## 疲勞骨折① 容易發生在腳部

**如同金屬疲勞**　疲勞骨折和一般骨折不同，並非由於一次的外力所致，而是在骨骼上反覆進行輕微力量所引起的細微骨折，經過累積最後形成的骨折。過去常在軍人身上發現。其現象就像雙手拿著鐵絲的兩端，經過數次彎曲即會折斷，所以如同金屬疲勞的狀態。

再加上體重，或反覆施加肌肉、肌腱的力量，骨骼會產生細小裂縫。這些裂縫在初期是無法透過X光照片清楚看出，但因爲裂縫而產生的新骨骼，卻能夠以骨骼變化的狀態被X光拍攝出來，故可以診斷出疲勞骨折。

以運動而言，多半由長距離的賽跑、跳高、跳遠等有跑步的項目引起。最容易發生在小腿的膝關節和腳踝之間的上方三分之一部位。此外，也常出現在腳（蹠骨）的部位。另外，投球容易發生在上臂骨（肱骨）部位、揮棒容易發生在肋骨部位、長距離或短距離賽跑則容易發生在大腿骨或坐骨部位等。然而若使用過度，身體的任何部位都有引起疲勞骨折的可能性。

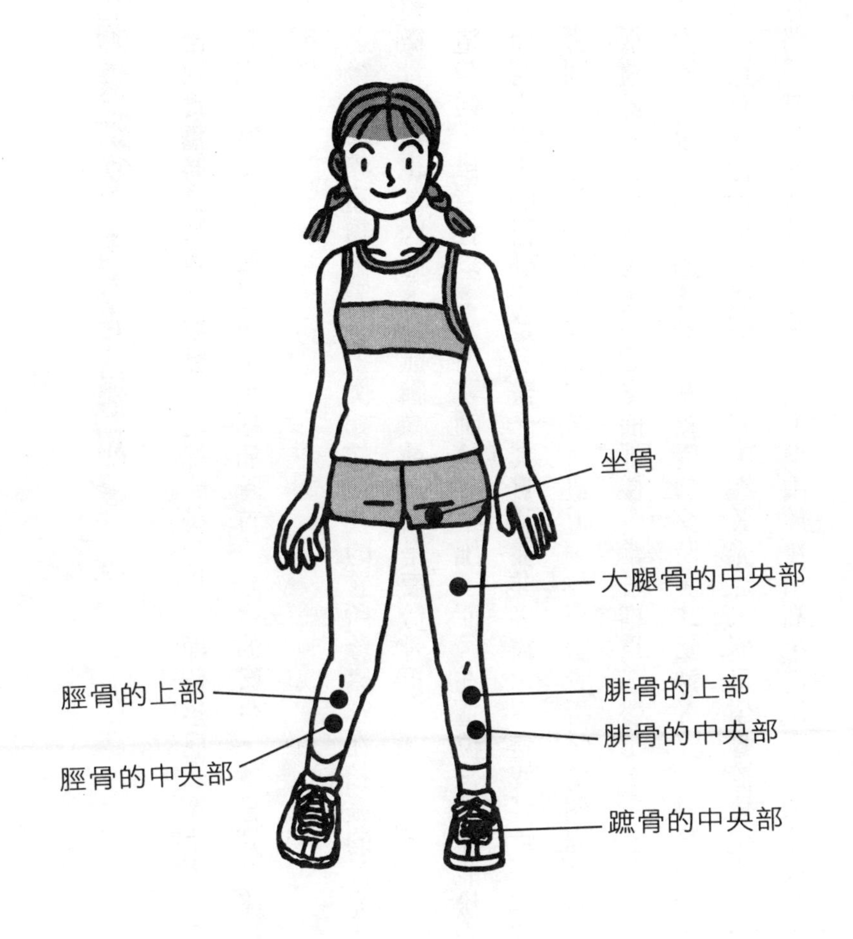


容易引起疲勞骨折的部位

## 疲勞骨折② 由X光片得知

**出現疼痛時仍難馬上診斷**　這種疲勞骨折，即使疼痛七～十天，仍難由X光片中看出骨骼變化。所以，出現疼痛時首次診察的醫生，會告知X光片顯示骨骼沒有問題。

之後持續疼痛約十天後，例如前來我的診所診察，在拍攝的X光片上即能發現輕微骨骼變化。因此，毫無猶豫地診斷是疲勞骨折。

這時候，患者會以上一位醫師檢查不出，而現在這位醫師卻能檢查出來爲理由，而認爲之後的醫師才是名醫。其實我並非名醫，只是疲勞骨折非經過某些時日，否則無法由X光片上找到問題。最近，「疲勞骨折」這個病名廣爲人知，因此，很遺憾（？）我也較不像從前那樣，常被稱爲名醫了！

大約持續一個月的疼痛，在接受診察時，才透過X光片發現疲勞骨折的情形，其中也有自行治癒的病例。同時，在X光片未能呈現骨骼變化的時期，可以採用骨骼掃描等的特殊檢查來診斷。但由於費用高，何況不久即能以X光片看出，

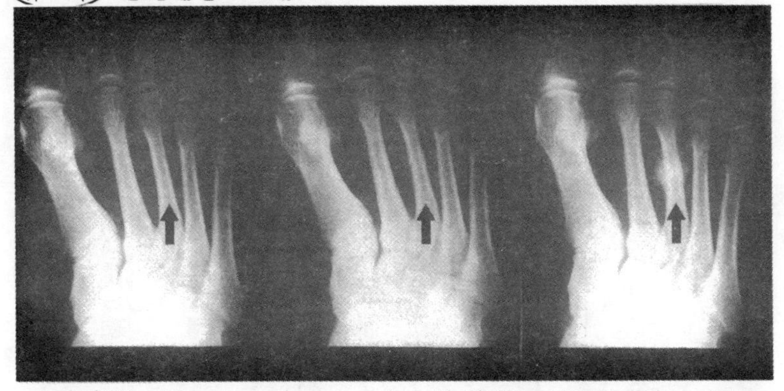

由左起為6/20、 7/10 、7/21的狀態。明顯看出1個月內的疲勞骨折變化。

**疲勞骨折的變化狀態**

又即使提早診斷出來，其治療方式也無差異等等理由，所以採用骨骼掃描並不一定有用。

治療上，大多過著平靜的日常生活、塗塗藥、貼貼布，即能自然痊癒。但是，剛出現疼痛的二～三週內，如果還勉強工作的話，恐怕有難以治癒的後果。

例如下腿疼痛仍勉強跑步，致使疼痛加劇，又因爲刺激產生許多新骨骼，需要花費許多時間來加以吸收，導致原本四週即能解除的疼痛，卻要花費六週以上。

爲了修復骨折而生成的新骨骼，如果再次引起疲勞骨折的話，那麼，疼痛持續半年的狀況毫不稀奇。由此可見，疲勞骨折多半可以放心，重要的是休息靜養。

# 頭和頸的損傷

**會引起悲劇的頸髓損傷** 主要因橄欖球、柔道、相撲、單雙槓、拳擊、角力、滑雪等運動的碰撞、摔倒所引起。最嚴重問題是例如，橄欖球的搶球或跳入淺的游泳池所導致的頸髓損傷。

頸骨也稱爲頸椎，這部位發生骨折或移位時，即會傷害到神經。這裡的神經稱爲頸髓神經，存在脊椎中貫穿頸部到腰部，隨著受傷的部位，以下的所有神經也都會受到傷害。頸髓一旦受傷，手腳就會出現無法活動自如的情況。

跳水引起的受傷，和跳入的角度、泳池的深淺有關，所以，最近有些泳池已經加以改善，而多半的泳池甚至禁止跳水。

頭部挨打的情形，多半不會有問題，但是依據撞擊的部位，有些需要過些時日才會出現症狀，故有必要謹慎留意。尤其，出現頭痛、噁心、嘔吐等症狀時，務必及早前往腦神經外科就診。

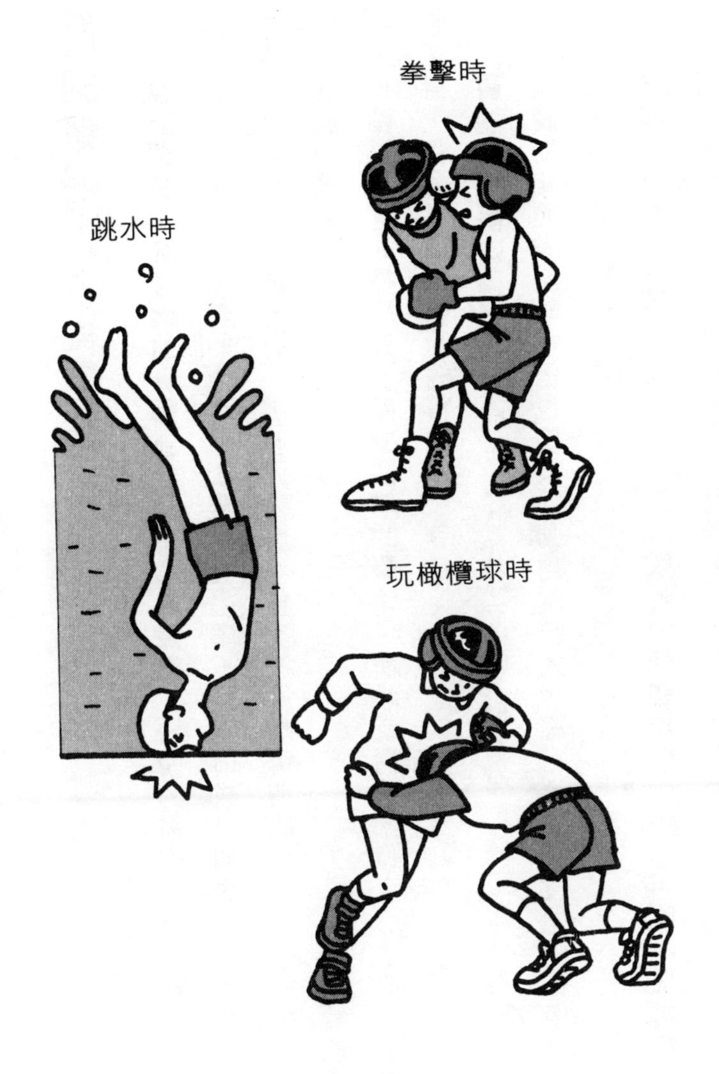


務必留意頸髓損傷

## 肩的傷害① 少棒聯盟肩

**在上臂骨（肱骨）的骨骺部位所引起的障礙** 肩膀的傷害包括肩關節脫臼、鎖骨的骨折，以及著名的棒球肩。雖然發生率不高，但成長期的孩子會發生的棒球肩，又稱爲少棒聯盟肩。由於通常發生在隸屬棒球聯盟的中小學生的投手上，所以有此稱謂。

但除了棒球的投球外，如橄欖球的擊球、網球或羽毛球等使用球拍打球的運動項目，都容易引起肩膀傷害。

肩關節是由四個關節組成，形狀如球又比其他關節更爲靈活爲其特徵。因此，肩膀能夠輕鬆旋轉，但也由於活動角度較大，經常導致過度勉強工作，相對的，肩膀承受的負擔也較重。

這種少棒聯盟肩，是靠近上臂骨（肱骨）肩關節部位的骨骺線（骨骺軟骨）受到傷害。在投球時，骨骺線部位反覆擰扭，嚴重時即演變成骨折。

以體格而言，球太重、投球過度或投球姿勢不良都是誘發因素。透過X光片大多無法清楚看出，所以很難判斷。

如果像骨折一般出現剝離狀態時，疼痛將會長久持續。上臂骨（肱骨）肩膀附近若疼痛，肩膀的活動將變差，這可當作某程度的判斷。一個月當中，絕對要保持休息、靜養，觀察X光片再依據症狀經過來決定何時可以開始投球。有時需要休息三個月才能恢復投球。

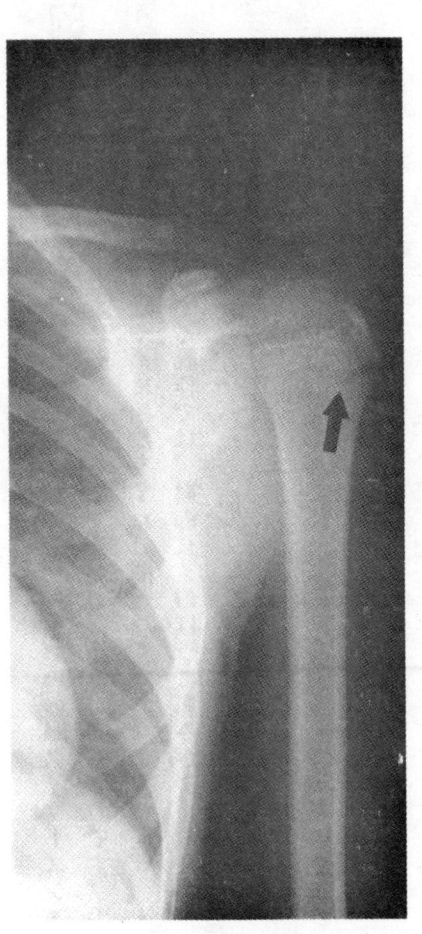

引起少棒聯盟肩的肩膀

# 肩膀的傷害② 檢查疼痛

**疼痛的檢查法** 游泳選手主要的肩膀傷害，稱爲游泳選手肩。這是活動手臂時，韌帶摩擦到骨骼所引發的疼痛。有時候需要手術，但通常只要及早治療就不會有問題。

進行投球、擊球的動作時，肩膀前方之所以會經常出現疼痛，是因爲手臂由上、後方揮動，或者彎曲手肘時，其重要肌腱的根部會因爲拉扯肌腱，形成機械性的刺激才引起的。發生這種症狀，先休息三週再觀察狀況，然後依階段逐漸增加運動的強度。由於肩關節的動作範圍廣泛，而且肌肉和肌腱複雜糾纏一起，所以醫生在診斷是疲勞或疼痛時，會請患者進行某些動作當作參考。

例如①投球、揮動球拍的動作是否會痛？②把手掌抵住後腦杓、聳聳肩，是否能順暢活動？③手臂由下垂狀態抬高成水平，再加入抗力，是否會痛？等等。

其中第③項又分爲手掌向上和向下進行的兩種測試。如果沒有疼痛，即視爲肩關節及其周圍的肌肉、肌腱疲勞已經解除的標準之一。

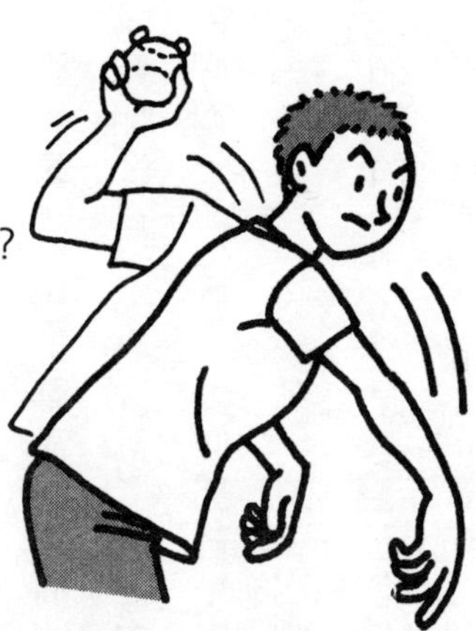

①投球看看是否會痛？

②肩膀是否能夠順暢活動？

③加入抗力，看看是否會痛？

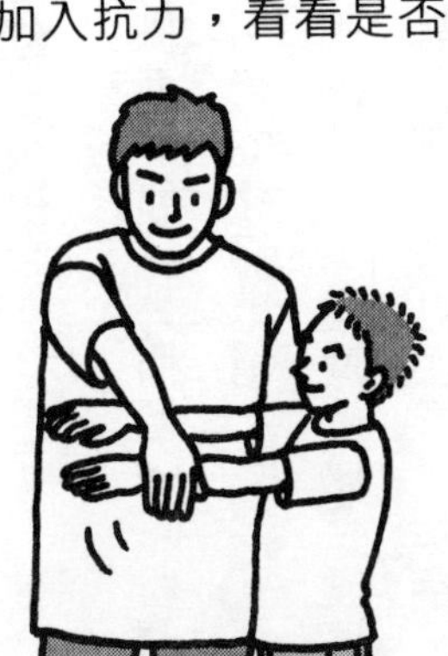

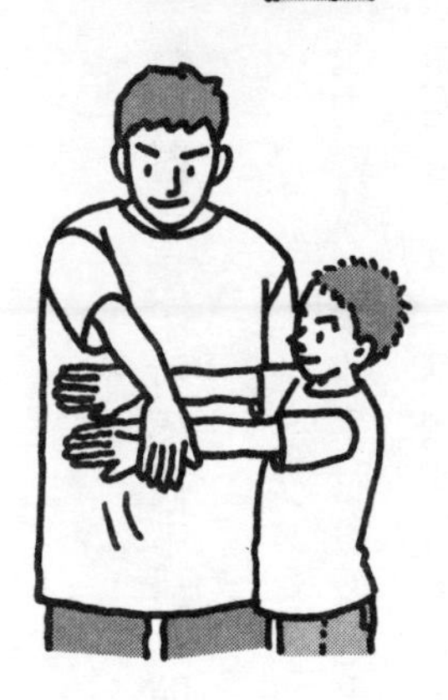

**肩膀是否有問題的標準**

## 問題多的棒球肘

**分為「內側型」和「外側型」** 所謂「棒球肘」是手肘疼痛中最具問題的症狀。指投球所引起的疼痛總稱。

這是因棒球運動中，反覆投球、投遠、全力投球，致使手肘負擔過重，讓骨骼、軟骨、韌帶受到損傷的疼痛。以棒球球員而言，投手壓倒性居多有此症狀。

棒球肘依其傷害的部位又分爲**「內側型」**和**「外側型」**。投球時，手肘的內側（碰到桌角會出現刺激性疼痛的內側凸出部位）及其反向的外側，都承受著負擔。內側部位是因肌腱爲了彎曲手腕，在投球時經常被拉扯、受到刺激，才引起「內側型」的傷害。外側部位是因投球時，軟骨和軟骨互相碰撞、受到刺激，才引起「外側型」的傷害，這和內側型的誘因是截然不同的。

小學生、中學生大多屬於內側型傷害，高中生以後因開始投變化球，外側的負擔增強才改變了傷害的部位。外側型傷害變嚴重時，如手無法摸到臉孔，或連刷牙都有困難，就需要動手術。

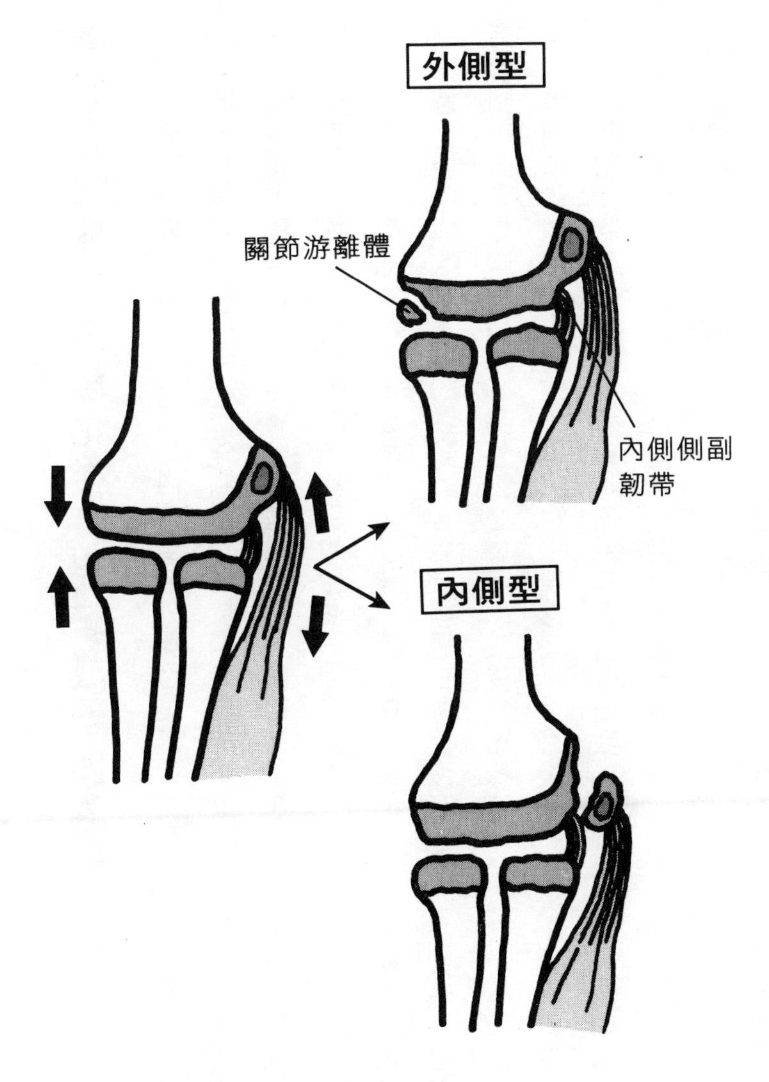


棒球肘的外側型和內側型

# 棒球肘的外側型惡化後，將變成離斷性骨軟骨炎

**麻煩的「外側型」**　無論是**內側型**或**外側型**傷害都具有疼痛的症狀。由於內側型是屬於關節外的障礙，而外側型是屬於關節內的障礙，因此，外側型傷害導致的骨骼變化最爲棘手。疼痛後還勉強投球，使得症狀惡化時，手肘的關節活動能力變差。這情況只要比較左、右手的彎曲、伸展動作，就能看出來。

內側型的情況，應及早診斷禁止投球，儘量讓疼痛的手臂在不使力下保持靜養三週，多半能改善手肘的活動力。有時經過三週仍沒有好轉時，則應一直保持靜養到手肘動作順暢爲止。另外，必要時須接受精密檢查。

外側型的情況，手肘的正後方會出現疼痛，這是投球的最後，當球脫離手部時，骨骼和骨骼互相碰撞，引起骨骼或軟骨受傷所致。這時候，不僅關節內的軟骨會產生變化，骨骼也會有變化，在關節裡面形成小骨塊剝落。請想像浴室磁磚剝落的情況，即可瞭解。

這些剝落的小骨塊會在關節裡面移動，故稱爲「**關節鼠**」或**關節游離體**。而

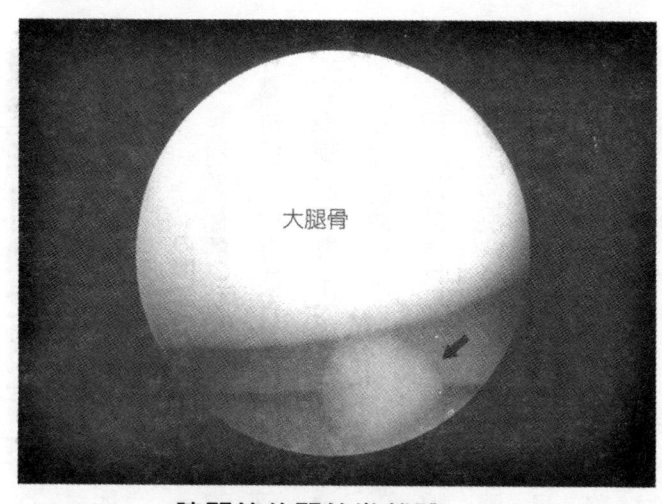


**膝關節的關節游離體**

這樣的狀態稱為**離斷性骨軟骨炎**，有手術的必要。

由於關節內擁有良好的營養狀態，所以關節游離體有時會成長變大。

如此一來，容易在關節內引起掛鉤、閉鎖的現象。結果，手肘關節的活動極為笨拙，連洗臉、刷牙都有困難。

經常聽聞職棒選手接受取出手肘關節軟骨的手術，其實這就是取出關節鼠的手術。最近的診斷技術進步，透過檢查即可瞭解傷害的程度。而且，不僅軟骨受傷、連骨骼受傷的情況，目前已有防範骨骼剝離的所謂預防性手術。

## 檢查手肘動作來預防

**一週檢查一次**　棒球肘的最佳預防法是觀察手肘關節的動作。至少，一週內要檢查一次手肘關節的動作。

手肘關節的動作尚未好轉，又不得不繼續打棒球時，就應該考慮由投手調到守備位置，或者使用另一隻手來投球。

棒球肘只要不勉強活動就不會惡化，可說是比較容易防範的傷害。但在成長期，棒球肘層出不窮的原因，是因爲即使疼痛，本人也不願停止練習、放棄比賽；如果遇見球員太少或擔任王牌球員時，教練也不得不讓他們勉強繼續打球。

我常有到少棒教練講習會演講的機會，每次演講必定提及手肘關節受傷時，禁止慣用手再度使力、投球。結果，某個棒球少年向教練訴說手肘疼痛時，教練竟然告訴他如果前來我的診所，將被禁止投球，因此改到其他醫院就診。

過了大約一年，透過其家屬的友人得知，這位少年的手肘關節活動惡化，最後結束了棒球運動。

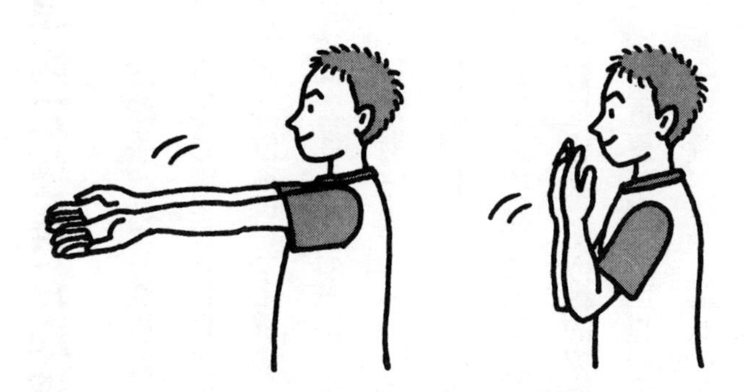

以手肘為中心前後彎曲，檢查左右手是否能進行相同的動作

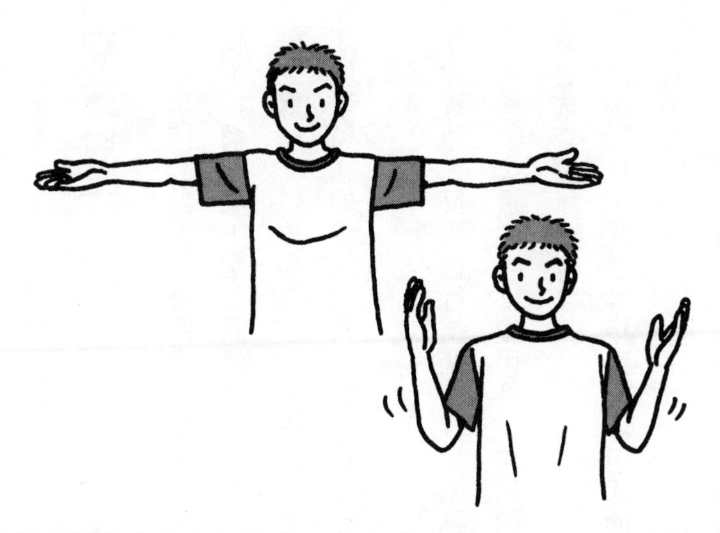

兩手臂向左右水平伸直，檢查左右手是否能夠一樣彎曲

**手肘關節動作的檢查法**

## 原因不僅是打網球的「網球肘」

**彎曲手腕就可能引起**　當我告之前來門診診察疼痛的患者說，這是所謂的網球肘時，患者大多會驚訝地回答：我不打網球啊！當我們彎曲手腕時，稍微凸出的外側部位稱爲**「上臂骨（肱骨）外上髁」**，這裡有爲了讓手腕向手背方向彎曲（後仰彎曲）的肌腱附著部。這個部位發炎就稱爲**「上臂骨外上髁炎」**，其俗稱爲「網球肘」。

打網球時，反手擊球會使手腕後仰彎曲，反覆進行這個動作，肌腱的骨骼附著部會增加機械性的刺激，引起發炎。除了像這樣過度使用外，球拍的大小、重量、握把粗細、網線的緊鬆程度都會造成影響。

最近反手擊球已以雙手合打爲主流，所以，我想今後因網球引起的網球肘將會減少。說不定，網球肘這個名稱也有消失的一天。

症狀開始時是出現手臂肌肉疲勞，並引起手臂的肌肉痛。這個階段若不再勉強活動，即不會演變成肌肉和肌腱附著部疼痛的網球肘。

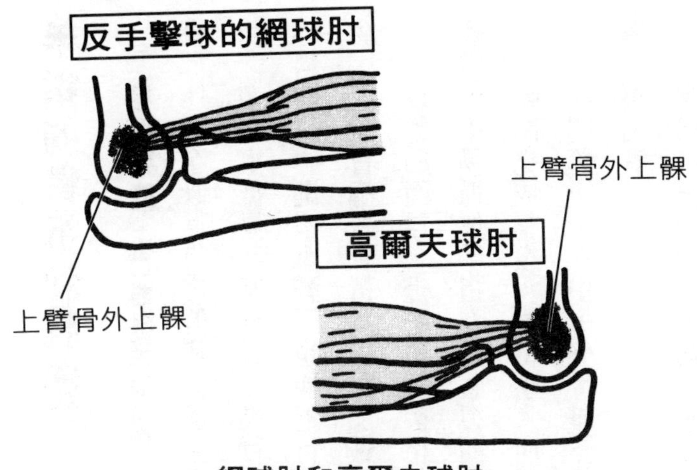


**網球肘和高爾夫球肘**

網球肘容易發生在平日經常使用手腕後仰彎曲工作的人上。例如常釘鐵釘的木工，常用釣竿釣魚或網魚的漁夫，常使用梳子、剪刀工作的理髮師和美容師，只要反覆進行同樣的動作，就會出現手肘疼痛。

而且，這些工作的多數動作都是彎曲手腕關節的狀態，無形中，手腕關節內的負擔也相當大。手腕一旦疼痛，將無法提拿重物、無法擰乾毛巾、無法使力洗臉。如果還繼續進行這些動作，即表示沒有休息，治療上也有困難。

疼痛消失後，慢慢地使用肩、手臂、手腕來鍛鍊肌肉，可以獲得預防效果。例如啞鈴、伏地挺身都是簡易強化肌力的運動。

## 手指的骨折和脫臼

**看似殘酷，也要徒手整復**　左頁照片是由正面（手背）觀看的左手小指狀態，外表看似脫臼，但其實是生長板的骨折。這種情形需要謹慎整復。

多半實施局部麻醉就能進行徒手整復（拉手以恢復原狀）。如果當場有整形外科醫生，則不麻醉下也能進行整復。不過，比起單純的脫臼，骨折整復要是拙劣，有時會導致骨折狀態更加嚴重，務必注意。

以脫臼而言，是剛發生後格外容易整復成功。但是時間拖久、紅腫惡化時，經常因不易抓住手指進行整復而大傷腦筋。徒手整復雖看似殘酷，然而在不麻醉下的瞬間完成整復，對當事人而言卻較爲輕鬆。

在門診，一旦由X光片確認後，即一邊和患者聊天，一邊拉著手指，一氣呵成整復治療。

當然，會聽到「哎喲，痛死了」的叫聲，但之後，大家都說疼痛消失了。由於脫臼的狀態相當疼痛，因此，整復後疼痛更明顯的暫時消失。

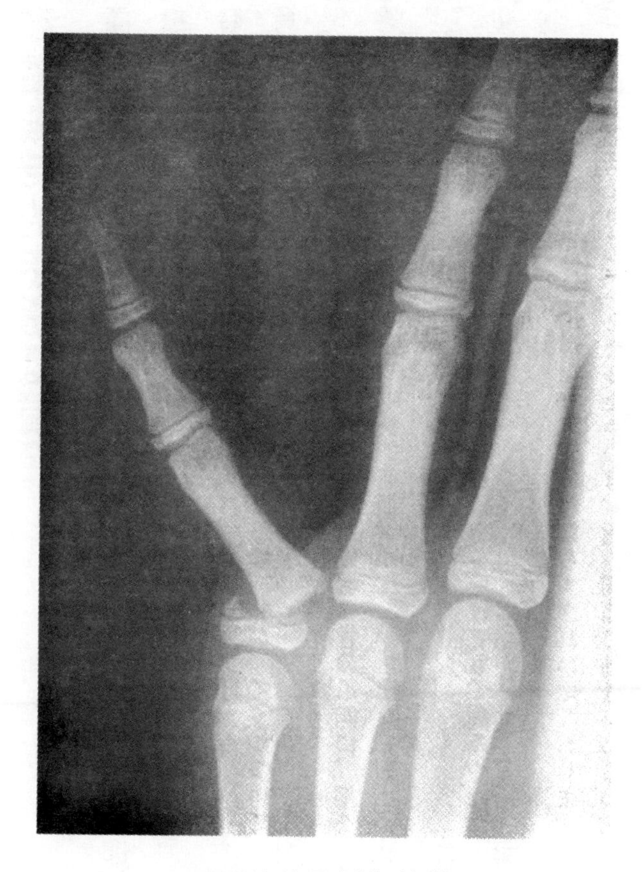

骨骺線的骨折為特徵

**幼童骨折的手**

# 意外和重傷時的手指抵撞

**疼痛持續時要注意**　抵撞手指，輕傷的情況只要保持休息靜養即能治癒。不過，手指第一關節形成「像鞠躬般」的骨折，就麻煩了。

這時候即使加以固定，大多沒有效果，依情況有時需要手術。由於置之不理，只會變成外表難看而已，並不影響手指的自由使用，因此，往往在不知不覺中才察覺手指變成彎曲。

左圖是由側面觀看手指的狀態。在手指前端骨骼的指甲那側，具有伸展手指的肌腱，因爲抵撞手指，造成肌腱的連接部位骨折，結果手指無法伸直。

發生手指抵撞後，由X光片診斷爲沒有骨折，但是疼痛持續不斷一個月以上時，要懷疑是關節軟骨受到損傷。

這類傷害只要X光片沒有顯示骨骼變化，必定能夠治癒，大可放心。但是希望痊癒的話，當手指關節活動不良的期間，務必避免勉強使用。

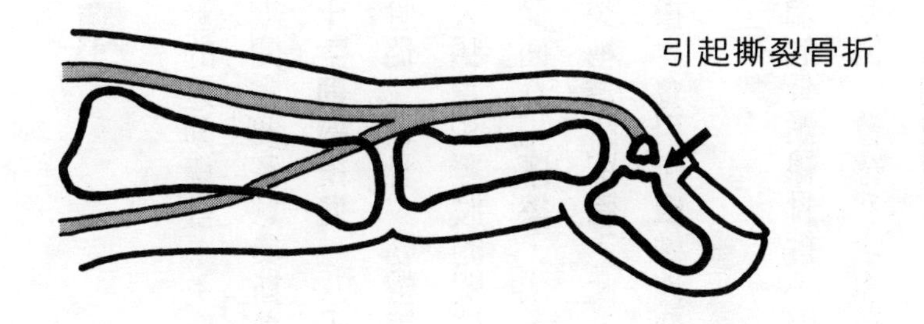


**注意抵撞手指**

# 膝蓋的運動傷害種類

**因伸直、彎曲引起**　膝蓋的運動傷害，主要是膝蓋伸直、彎曲（伸展結構）過度使用所致。所以，成長期間需要留意**奧斯戈德氏病**（七十八頁）、跳躍膝、**半月板損傷**（八十頁）、**前十字韌帶損傷**（八十六頁）等運動傷害。這些都是因爲受傷或過度使用所引起的骨骼、軟骨、韌帶等損傷。

膝蓋受傷部位主要在於大腿骨和脛股的關節面。疼痛的起因是伸直、彎曲膝蓋時，膝蓋骨和大腿骨的關節面互相摩擦，或者爲了伸直膝蓋致使膝蓋韌帶承受負擔所致。這時的膝蓋韌帶炎稱爲跳躍膝。此外，膝蓋伸直、彎曲時，膝蓋大腿骨的內側和外側肌腱互相摩擦，會引起機械性發炎，部位在膝蓋的外側，**O型腿**的人尤其容易罹患。

**膝蓋的骨折**是指脛骨上端的骨骺線骨折，屬於裂離骨折。大多是打排球等當中，跳躍前的下蹲所引起的受傷，會突然疼痛難耐無法站立。這個部位的骨折，往往需要手術，回歸運動前的時間也較久。

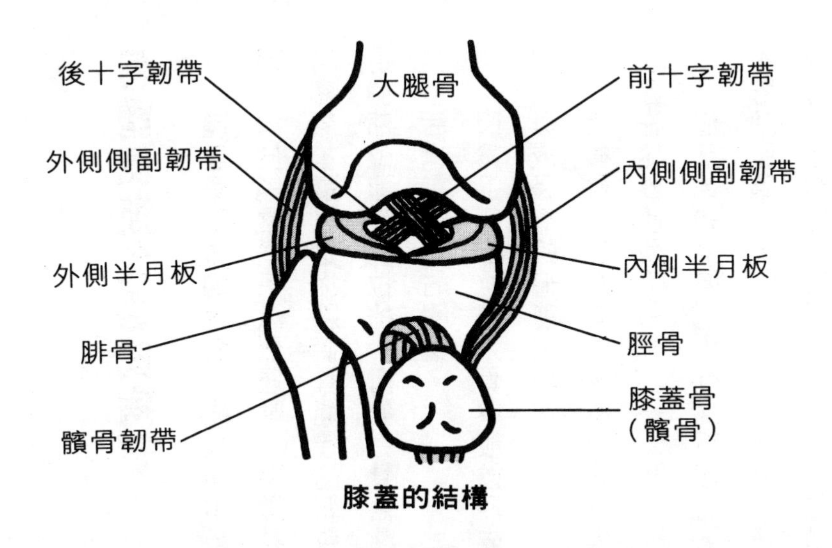


**膝蓋的結構**

像這般的傷害，通常是因爲長時間跑步、跳躍、衝刺或反覆衝刺、經常性不停地站立坐下、坡道跑步，以及上下樓梯等等的過度訓練引起的。

當軟骨和軟骨，或者韌帶和軟骨發生摩擦時，彼此都會腫脹、生肉刺而引起刺激。若嚴重到軟骨都產生變化時，將難以治癒。因此，儘可能在起肉刺的狀態，即要限制運動，以防範軟骨變化。

由於多半是勉強過度運動的結果，這也是能夠預防的傷害，所以應該及早接受正確的診斷，瞭解正確的運動對策。

至於使用護具，有時會導致膝蓋症狀惡化，務必注意。

# 何謂奧斯戈德氏病

**膝蓋骨下方的疼痛**　成長痛中最多的是奧斯戈德氏病。在身高成長顯著的時期，由於經常從事激烈運動、跳躍動作，因而膝蓋下方略靠外側的凸出部位會引起疼痛。這裡是從膝蓋骨連接的韌帶，附著在脛骨的部位，當彎曲伸直膝蓋時，這個部位即受到拉扯，而發生骨骼凸出、撕裂的狀態。如此一來，不僅運動，日常生活也有疼痛的困擾。

因爲這個部位是人骨中最後形成的部位，所以相當脆弱的期間也長，也因此經常以成長痛的形態出現。

疼痛會出現在盤坐或運動的時候，然而若只是骨骼凸出、輕微疼痛的話，還是容許從事運動的。

但是，如果僅僅步行就感疼痛，休息一天疼痛仍不改善的情況下，還持續拖著腳勉強跑步，將導致症狀惡化。遇此狀況，應該減輕運動量、多加休息才對。也可以在韌帶的根部，使用以緩和韌帶負荷爲目的的護膝綳帶。若嚴重到非使用

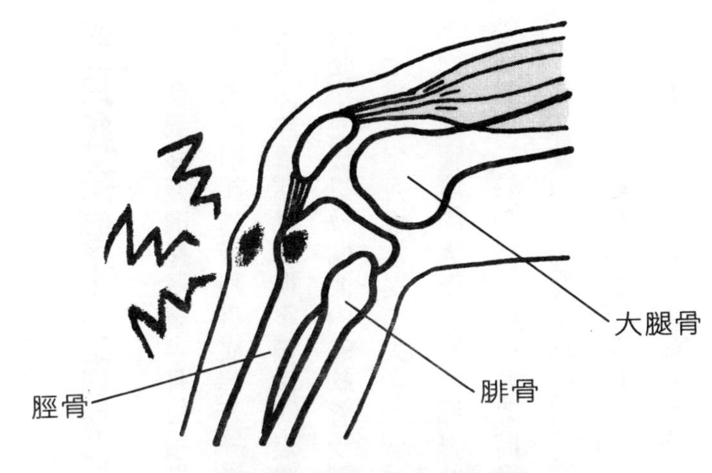


**罹患奧斯戈德氏病的膝蓋**

護具，否則無法進行運動的狀態，那麼立即休息才要緊。

治療方法包括內服藥、貼布、外敷藥和電療刺激等。如果還是不能解除疼痛，有時需要進行去除撕裂骨骼的手術。

其實這種奧斯戈德氏病，也是種可以預防的疾病。當走路異常、坐下起立動作緩慢、跑步不靈活的情形出現，都務必留意。

治療運動傷害的重要環節，在於家人和教練的雙眼。

即使本人毫不知情，然而周遭的人卻能一目了然其動作是否發生異常。

# 半月板損傷①　主要發生在跳躍的人

**傷到膝蓋的墊子**　半月板損傷是膝蓋傷害中最常見的一種。當跳躍著地擰扭到膝蓋所引起的強烈疼痛，若經過四～五天即有好轉，則大多是輕微傷害。若扭傷後，膝蓋活動變得不靈活、走路無法自在，而且行動不便長達一週以上，則可能是半月板以及關節內的軟骨受到傷害。

輕微半月板損傷，大多一個月以內能自然痊癒，膝蓋的活動也能隨之好轉。然而種某程度的大傷害時，即無法自然痊癒。存在狹窄關節內的半月板具有墊子的作用，一旦受傷，伸曲膝蓋時會卡住（也稱爲鎖住）而不能順暢活動。

僅僅觀察這種膝關節動作就能判斷是否半月板損傷。當膝關節的動作良好時，可以判斷半月板及關節內的軟骨未受傷害。

有一項基準是受傷後一個月以上，其膝蓋動作仍無法恢復原狀時，即建議檢查以及進行**關節鏡視下手術**（八十二頁）。這種關節鏡檢查合併手術大約要住院五天，由於能同時進行手術，可說是非常優越的治療法。

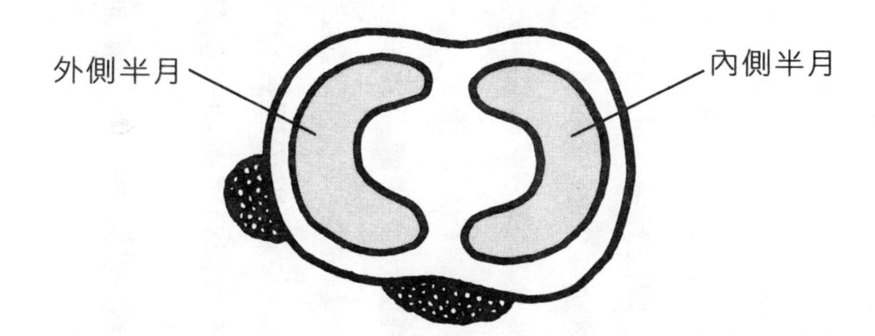


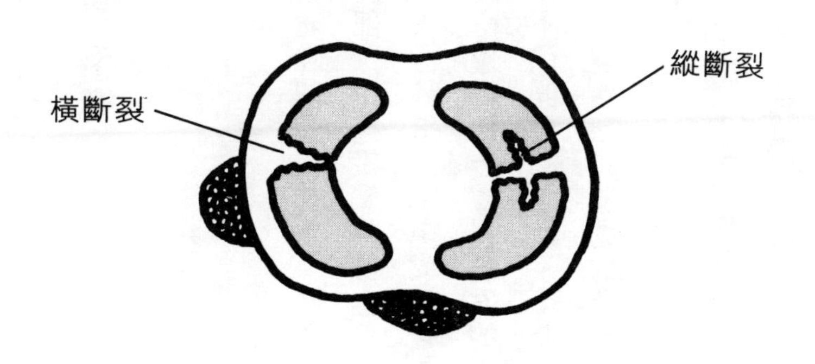


半月板及其損傷

# 半月板損傷② 能以關節鏡實施正確的手術

**進步的膝關節手術**　膝關節的診斷或手術都相當進步，尤其是半月板損傷的診斷，更是非仰賴**關節鏡**不可。

這種關節鏡的手術是在半身麻醉下進行的。先在關節內沖水，然後將裝有凸鏡、如鉛筆大小的金屬棒般的內視鏡放進關節內部，透過設置於儀器前端的小型電視攝影機，一面觀看監視器，一面由另一孔插入器具進行手術或檢查內部。

如果接受手術的本人情緒從容的話，也可以一邊聆聽監視器畫面的說明，一邊觀看著檢查或手術的狀況。**關節鏡視下手術**是不切開關節，而手術時的操作只是在去除受傷的部份，因此對膝蓋的侵害相當少。雖然回歸運動的時間需依據手術的內容而定，但正常三週左右即能開始。

關節鏡尚未普及時，一懷疑是半月板損傷的情形，將會把整個半月板去除掉。而且，也僅能實施這樣的手術而已。如此一來，稱為半月板的墊子就全部喪失，使得老年性的變化提早到來，容易演變成稱為變形性膝關節症（八十四頁）

的疾病。

雖然關節鏡視下手術會依損傷範圍而有所差異，但都能留存一些正常部位來保有緩衝性，爲此較不容易引發老年性的變化。

此外，使用關節鏡時，只需要三處七～八㎜的傷口。手術後的狀態雖和半月板的損傷範圍有關，然而大多不必進行復健。住院期間也短，讓國中、高中生不必等到暑假等假期才能前來手術。同時，這種關節鏡目前也應用於手腕、肩關節、腳關節等小關節的傷害上。

活動稍微不順暢且懷疑是半月板損傷的情形下，如果不接受手術，雖依損傷部位有所差異，但大多經過一段時間即會減輕疼痛的程度。只是，損傷部位若沒治癒，則經常會發生無法完全活動關節的情形。

日常生活上雖不太感覺不自在，不過進行激烈運動時立即疼痛，甚至膝關節動作變差，或因機械性的刺激引起發炎、積水。

因此，一旦發現膝關節活動不良、疼痛持續不停時，應該立即接受關節鏡檢查才明智。

## 積水的情況

**小學生也會積水**　一提及積水，各位首先想到的或許是因老化形成的變形性膝關節症的積水。

這種情形是由於關節內的軟骨磨損（如同鞋底穿久後磨損變薄的情形）或骨骼受到機械性的刺激，因而發炎產生積水。

正常的膝關節內原有二～三cc的水，這些水依靠關節囊（包著關節的袋子）內側的膜（滑膜）來調整進出。發炎時，滑膜的調整能力減弱，會一直放水而不吸入，才形成積水現象。

另外，前述的**半月板損傷**等的關節內軟骨損傷，也有積水情形。正常的關節內部，骨骼互相摩擦時原本是滑潤的，但由於存在損傷的軟骨傷口，導致活動關節時會受到刺激引起發炎。也有因關節內側的膜凸出而刺激到軟骨引起發炎的個案。

小學生年代，偶爾也會發生膝蓋激烈疼痛，關節內部積水的症狀。大多數的起因在於圓盤狀的半月板，一般的半月板是新月形狀，但由於他們的外側半月板天生是圓盤狀，才容易引發這種症狀。

膝蓋內的墊子大而且容易受傷的圓盤狀半月，大多出現在日本人身上。小學生時代較少人接受手術，多半到了國中、高中，由於症狀惡化，從事運動感到困難時才來手術。

積水的原因包括像這般機械性的刺激、細菌侵入引起發炎，以及膜本身罹患疾病。如果是因細菌或膜本身的疾病，會積存骯髒、或混有血液的積水。雖然這樣的情況並不常見，不過一旦發生就務必謹慎對應，大多有手術必要。

像這般，關節裡面到底積存什麼狀態的水，個人務必自行瞭解。混合大量血液的積水，看起來相當噁心，在抽水時應請問醫生情況如何。

常有人說抽取關節液會產生習慣性，但這種說法是不對的。積水的因素相當多，而且抽水的理由也並非完全因爲積水，因此抽水不會產生習慣性。但是，頻繁抽水也毫無意義，所以覺得妨礙活動時再接受抽水即可。

## 韌帶損傷時

**問題多的前十字韌帶損傷**　擰扭受傷後，膝蓋活動雖仍不錯，但關節內有出血的情形時，首先應想到的是關節內的韌帶損傷。

積血原因包括關節內的骨折、韌帶損傷和半月板關節囊附近部位的損傷等。引起積血的單一損傷，其中八十％是**前十字韌帶損傷**。如果是關節內的骨折，抽血的液面會浮現脂肪，故容易判斷。至於半月板關節囊附近部位的損傷，會導致關節的活動非常差，也容易判斷。其他還有多重損傷的情形。

在關節內的韌帶損傷中，以前十字韌帶損傷最棘手。這種韌帶具有限制膝蓋前後動作的作用，因此受到切斷、拉扯的損傷時，膝蓋會有不穩定感，並引起疼痛。

因此，變得害怕全力運動、困難一階一階的上樓梯、走路緩慢。結果導致膝蓋周邊的肌肉消瘦，大腿快速萎縮二～三公分左右，並增加不穩定感。

但是不可思議的，隨著時間的經過，這種不穩定感會減輕，日常生活中幾乎毫無不自在的現象。這是因爲人體具有爲了彌補無力的肌肉，而其他肌肉幫忙發揮機能的天生機制。因此，輕微的運動不會有問題，不過，正式的運動卻可能有使用膝蓋護具或關節綳帶等固定後，仍無法完全消除不穩定感的情形。

手術方法相當多樣。手術後的膝蓋雖能穩定，但難以恢復原狀，進行激烈運動時，會出現膝蓋無法使力等不穩定感或者疼痛、紅腫等等困擾。前十字韌帶損傷的手術，若是將韌帶完全切除，那麼韌帶會被吸收且幾乎消失。如果斷裂不久即把韌帶縫合，韌帶雖不會消失，但是關節的活動往往會變差，因此，最近已不太採用這類手術。

有些手術是取出自己部份的韌帶、肌腱，或者以人工韌帶來取代損傷的部份。其中，人工韌帶最近已不太被採用。此外，手術後，爲了固定膝蓋會導致行動不方便，而且不進行復健，膝蓋動作也難好轉。爲此，國中、高中學生爲了不妨礙課業，往往不易找到手術時機。

成長期的前十字韌帶損傷是否需要動手術，務必顧及到骨骼尚未完全成長、今後仍有從事激烈運動的期望等因素，再作決定。

# 半月板損傷和前十字韌帶損傷的辨別方法

**單獨性的損傷**　半月板損傷和前十字韌帶損傷是能輕易加以辨別的。半月板損傷時，會疼痛、關節活動變差。而前十字韌帶損傷時，疼痛消失快且不妨礙日常生活，但步行、下樓梯會有不穩定感等特徵。

膝蓋韌帶中較重要的韌帶，在關節內有兩條，在關節外有兩條。像滑雪時滑倒、膝蓋向內側彎曲所引起的是膝蓋內側韌帶的損傷**（內側側副韌帶損傷）**。

內側側副韌帶單獨損傷時，需要以石膏繃帶或護具等某種方式加以固定，三週內可以治癒。這時候的膝蓋護具，只限制橫向動作，不妨礙關節的曲伸。而且內側外側有框架的護具，比石膏繃帶方便洗澡，也較討人喜愛。

韌帶損傷最壞的狀態，是前十字韌帶損傷＋內側半月板損傷＋內側側副韌帶損傷。膝蓋的受傷，大多是單一部位的損傷，不過也有許多部位引起的複雜性損傷，這時的診斷和治療都倍加困難。

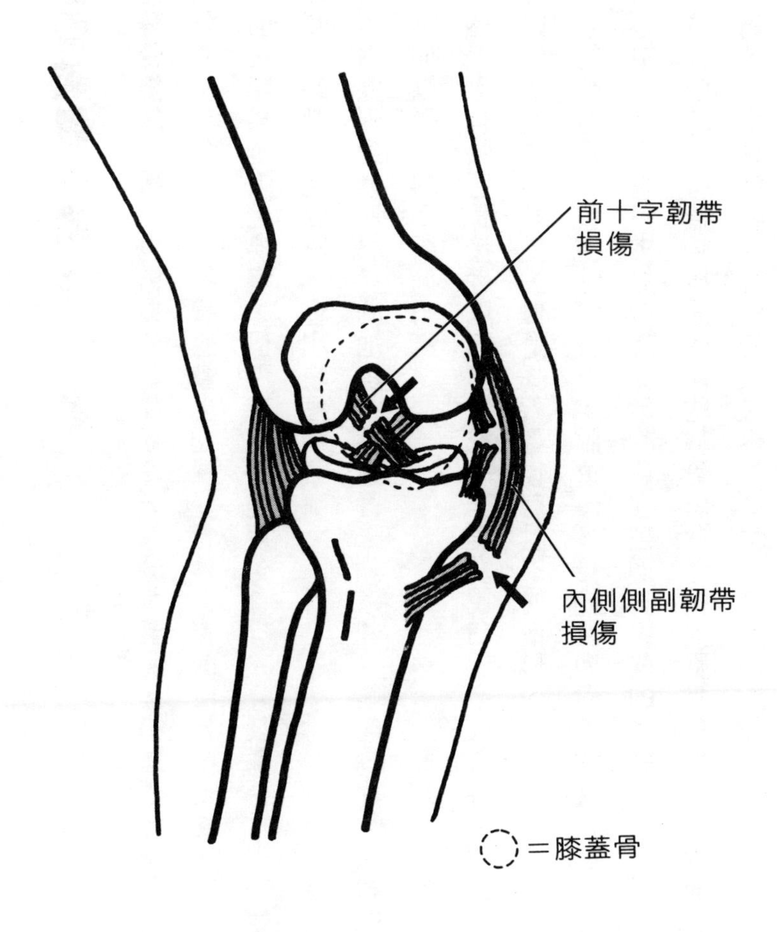


各類的韌帶損傷

## 膝蓋骨破裂的情形

**疲勞骨折的一種**　也稱爲**分裂膝蓋骨**或**二分膝蓋骨**，指膝蓋骨出現裂縫般的破裂現象。而且多半的分離狀態發生在膝蓋骨外上方的四分之一處。

以前被認爲是天生疾病，但現在認爲是疲勞骨折。分裂膝蓋骨主要症狀是進行曲伸膝蓋的激烈運動時，會出現疼痛。

當疼痛強烈到無法忍受的地步，就進行去除這些分離的骨片，相對的製造新骨折，再加以縫合的手術。

另外，也有膝蓋骨接近脫臼的情況。一提及脫臼，令人聯想到肩膀或下顎關節的脫臼，不過雖然罕見，但是膝蓋骨也有脫臼的情形。

專業的術語稱爲習慣性膝蓋骨半脫位，多見於關節鬆弛的女性上。通常肩膀和下顎是屬於完全脫臼，然而這種半脫位卻是即將脫臼的狀態。

即將脫臼時，膝蓋骨後面外側的軟骨面會碰撞大腿骨外側的軟骨面而受傷，產生疼痛。天生骨骼容易脫臼的人較容易發生。

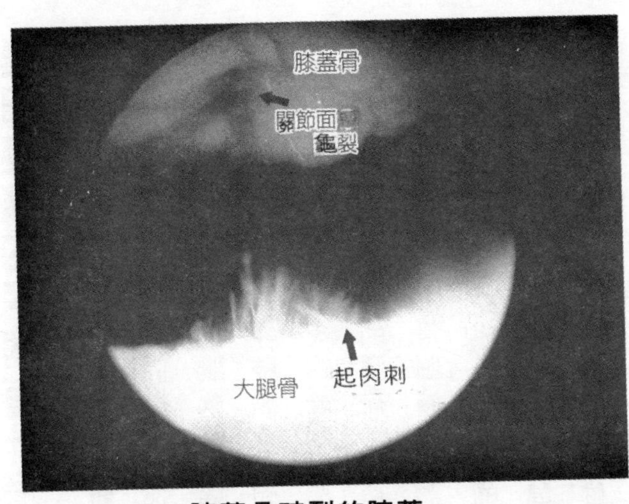


**膝蓋骨破裂的膝蓋**

症狀輕微時，可以戴上專用護具來防範膝蓋向外側移動。

若仍無法排除疼痛，無法限制膝蓋骨移動，而且由X光片上觀察膝蓋骨和大腿骨的關係，判定是重症時，手術也是一種不錯的治療方法。

上文雖對膝蓋護具做了一些說明，但是依疼痛的原因，是有各類的專用護具。並非任何護具都適合使用，其中也有使症狀惡化的情形，因此，任何症狀下，都別自行判斷，應前往醫院洽詢爲宜。

## 腰部疼痛的疾病有什麼症狀

成長期的腰痛主要是**肌膜性腰痛**。雖然是個難懂的名稱，但這是因爲疲勞經常引起的腰痛，如同我們以彎腰進行拔草工作後引起的疼痛，是所有腰痛中最常見的一種，屬於肌肉或肌膜的疼痛。

運動引起的肌膜性腰痛，其因素在於準備運動、緩和運動不夠，或運動強度過當等。多半經過數天的靜養，改做輕微運動後即能痊癒。

另有**成長期特有的腰痛**。穿褲子時，從腰帶兩側凸出的部位到腰的中央處，剛好是骼骨的上端。這個骼骨會形成骨盆，但在國中、高中生時代，這個部位仍屬於未成熟且脆弱的成長過程中的骨骼。

骼骨上有腰部肌腱和臀部肌腱的附著部，故任何動作都會增加骼骨的負擔，成爲疼痛的原因。但是，這個部位除非受到極大衝擊，否則不會引發骨骼變化而造成問題。因此，可以一邊觀察症狀一邊繼續從事運動。

另有**腰椎椎間板凸出**的疾病。這是稱爲椎間板的軟骨所形成的墊子向斜後方

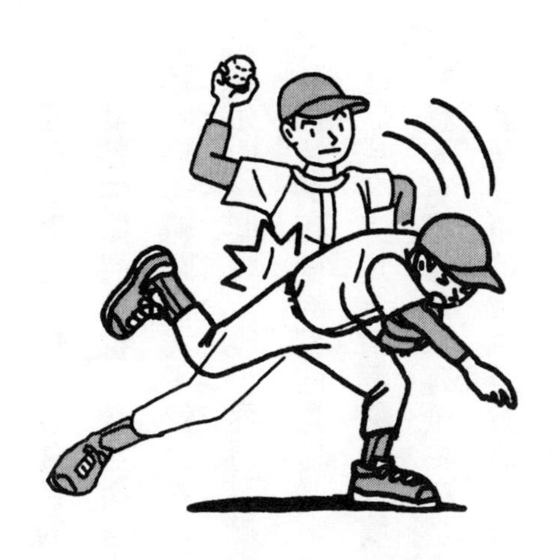

**進行反覆的動作時要注意**

凸出，刺激到神經而引起坐骨神經痛。症狀比較明確，如果一面運動一面治療，症狀將惡化、疼痛將增強，因此本人應有保持靜養的認知。

偶爾也有**年輕性的椎間板凸出**，本人不太訴說疼痛，而且自以爲背骨挺直，其實卻向側方傾斜。所以，雖沒聽到孩子訴說疼痛，但發現其姿勢異常時還是接受診察才好。

此外，從臀部到腳部出現疼痛時，可能是**坐骨神經痛**。當腳部有明確的麻痺、疼痛等神經性症狀時，務必停止運動並接受精密檢查和完全休養。

## 腰部周圍的兩大骨折

腰部周圍的骨折，最常見的有骨盆周邊的撕裂骨折和腰椎滑脫症。

**骨盆的撕裂骨折**　骨盆周邊是結合上半身和下半身的中繼地，因此，肌肉和肌腱的附著範圍也大。骨盆的骨骼發育當中，肌肉和肌腱如果受到強力拉扯，會感覺如肉被撕裂一般，容易引起撕裂骨折。

圖片的正面看到的是髂骨，會感覺如肉被撕裂般的疼痛，突然步行困難。觀看症狀或X光片，情況似乎很壞，然而其實真正的症狀卻比看到的輕微，大多保持靜養即可痊癒。也有發生在坐骨的情形。

**疲勞骨折的腰椎滑脫症**　這是進行網球、棒球的腰椎旋轉運動，或者體操、柔道等受到多次反覆壓迫所引起的。這和其他的骨折不同，多半服用止痛藥、保持靜養即可痊癒。在九十六～九十九頁中會有詳細解說。這種腰椎滑脫症被認爲是疲勞骨折的一種。

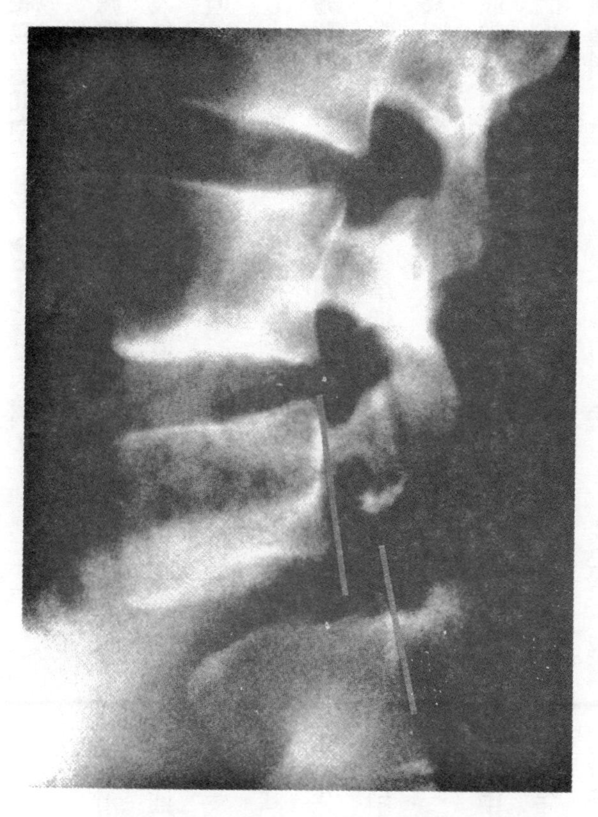

由線顯示的部位，可看出腰椎的分離

**引起腰椎分離滑脫症的腰**

# 腰椎滑脫症① 是什麼疾病？

**應該留意的疾病**　腰痛中最有問題的是腰椎滑脫症。腰椎滑脫症在過去被認為是天生的骨骼脆弱所引起。但運動醫學進步的現在，則被認為是脊椎骨受到反覆壓迫，尤其加上擰扭的力量，所造成的疲勞骨折。

有九%的腰椎滑脫症病患是和運動無關，另也有不出現症狀的患者。還有極少數的頸椎滑脫症，其起因被認為是先天性的。

通常症狀會出現在小學低年級到國中前半時代，不過以國中、高中時代因腰痛前來門診診斷的個案較多。

最常見的症狀是由傍晚到夜晚，在腰部附近感覺鈍痛，其中也有引起如同椎間板凸出般的神經症狀，下肢有發麻的情形。治療方法和對付一般的疼痛一樣，使用鎮痛劑、塗藥、電療或牽引療法。依症狀偶爾也需要進行手術，這時候務必顧及正處於成長期加以慎重對應。

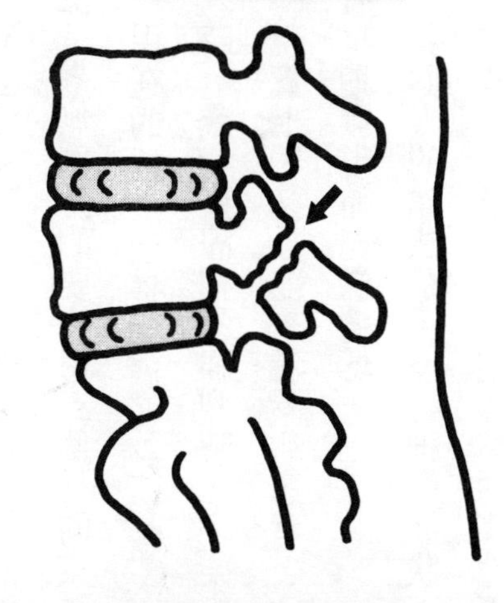


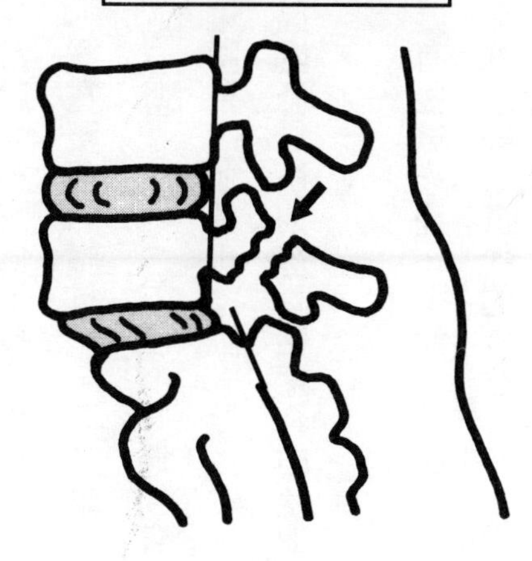


腰椎崩解症和滑脫症

# 腰椎滑脫症② 如何治療？

**不必穿束腰帶** 腰椎滑脫症的治療，在滑脫症被認爲是疲勞骨折前，一般的作法是毫無例外的要使用三個月的束腰帶（戴在腰部的護具），而且禁止運動。

現在的治療法是透過X光診斷，當期待骨骼癒合（分離的骨骼和骨骼的結合）時，或者疼痛相當強烈時，才要求戴束腰帶，並禁止運動。

現實上，多數前來看診的患者，往往已處於無法期待骨骼癒合的狀態，深爲沒有早期發現而充滿遺憾。

我個人的作法是，沒有神經症狀下，雖有些微疼痛，但能全力跑步、跳躍的患者，會在要求接受定期診察的條件下，准許運動。這樣的療法，有人採反對意見，也有人認爲還是積極進行手術爲宜。但是，我個人的論點是只要能夠全力跑步、跳躍，就應該「沒有問題」。

脊椎的移位，分爲漸進發生的情況和因跌倒、交通事故等瞬間發生的情況。如果是因爲事故瞬間發生移位的情形，應該緊急處理。理由是這類的脊椎移位的刺激可能從脊椎背後迅速傳達到神經。

另一種逐漸發生移位的情形，身體會隨著移位慢慢適應這種狀態，不會對神經造成刺激。這種情形下，假使神經受到刺激，也不必矯正脊椎的偏離狀態。因爲一旦矯正身體已經適應熟悉的偏離狀態，恐怕反而會導致症狀惡化。此際的療法，應該針對刺激到神經的軟骨、骨骼或韌帶等加以處置。

同樣的情形也會發生在骨盆上。當骨盆移動變得不穩定、引起疼痛時，也一樣不採取矯正偏離的狀態，而考量以穩定這個偏離狀態來排除疼痛。

我曾經向近郊患有腰椎滑脫症的高中生八十人進行診察和問卷調查，結果發現罹患滑脫症和沒有滑脫症的高中生，其體育成績（包括五十公尺短跑、跳躍運動、長跑、投球、單雙槓）幾乎不相上下。反倒是由於腰椎滑脫症的學生中有許多是運動選手，所以體育成績較爲亮麗。

顯示這些資料，並非表示不必在意腰椎滑脫症。我的想法是只要經過觀察，沒有疼痛、症狀下從事運動並不會有影響。所以僅僅是滑脫症的理由，還不至於需要穿束腰帶。當然，疼痛時保持靜養，是絕對必要的。

# 骨盆周邊的撕裂骨折

**恢復迅速**　只在足球賽上全力踢球時，或短跑等全力衝刺，突然間，股關節周圍引起劇烈疼痛，連步行都有困難的情況。

即使到了高中生時代，骨盆周邊的骨骼仍然脆弱，故當肌腱受到強烈的牽引力時，肌腱的附著部會引起撕裂骨折。

撕裂骨折時，連走路都相當困難，稍微活動就疼痛不已，而且透過X光片觀察，似乎已遠離所謂「撕裂」的印象，能清晰看見骨塊剝離的情形。

看到這種骼骨撕裂骨折的影像時，多數人會相當訝異。理由是由X光片上顯示的狀態，很難想像竟能迅速痊癒，甚至不需要特別的治療。

雖然暫時需要使用枴杖，但服用鎮痛劑數天後即能解除疼痛，平均約四週極可能回歸運動。這的確令人驚嘆。

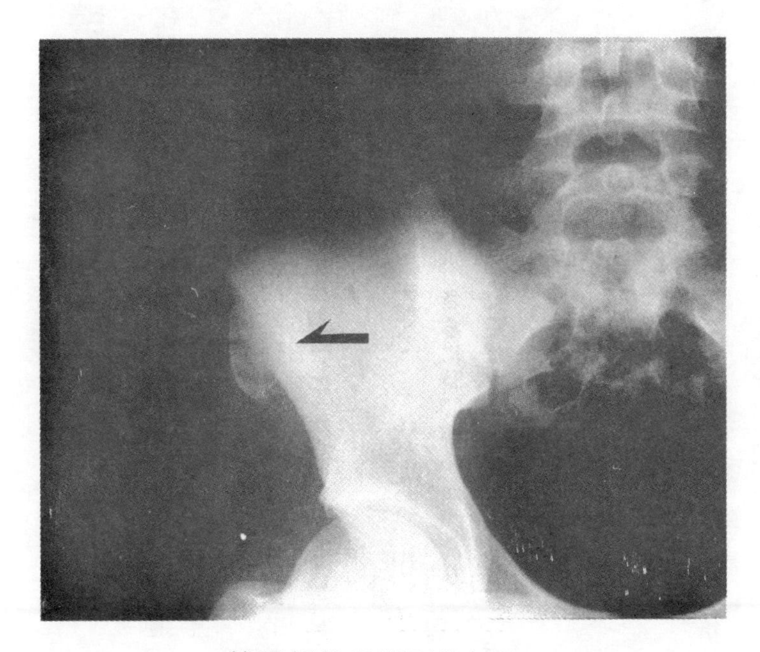

箭頭部份是撕裂的部位

## 引起撕裂骨折的骨盆

# 小腿的疲勞骨折和骨膜炎

**主要發生在長跑選手上**　**小腿的疲勞骨折**是電視轉播馬拉松或長跑時，常常能聽聞的疾病。

指過度跑步或跳躍等，反覆在骨骼上加重力量所引起的微小骨折。

透過X光片，可以由疲勞骨折的治癒過程中看出形成新骨骼的骨骼變化。並以變化程度來判斷骨折發生後，需經過多久時間、何時可以重新再度運動。

如果勉強運動將產生許多新骨骼，新骨骼被吸收要耗費時間，故原本四～六週能完全治癒的骨折，會因拖延時間致使情況變壞。發生這種情形時，即無法在比賽中跑步，不得不棄權。

然而這種情形是可預防的，診斷後依據X光片觀察癒合經過，做必要性的練習調整。此外，腿部的中腿骨疲勞骨折也常見。

在小腿部位，有同樣是疲勞性損傷的**骨膜炎**。疲勞骨折的疼痛多半發生在從小腿正中央的上方三分之一處，而疲勞性損傷的骨膜炎的疼痛則多半發生在小腿

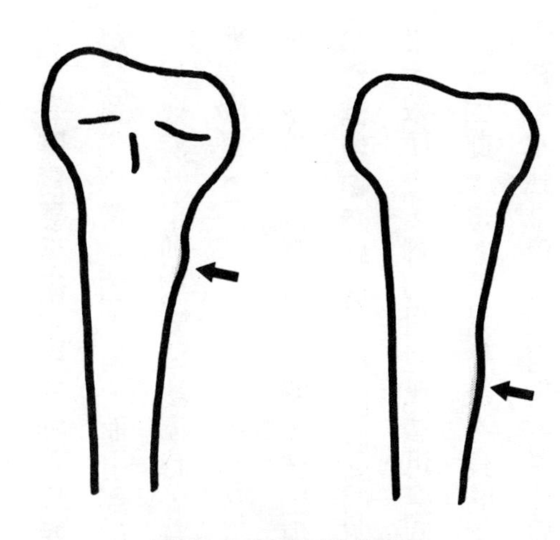

**發生疲勞骨折的腳**

內側腳踝稍微上方、小腿的下方三分之一處。

在這個部位有腳關節著地時所使用之韌帶的根部，以及附在骨骼周圍稱爲骨膜的膜。當跑步等拉扯韌帶根部時，也同時會刺激到骨膜，才引起機械性發炎。

這種現象，不會在X光片上呈現骨骼變化。

然而並不可因此而掉以輕心。因爲如果X光片無法拍攝出來，即難以判定回歸運動的時期，故非得慎重對應不可。

## 小腿遠端的傷害

**有時需要手術** 指骨折（骨骺線撕裂）發生在脛骨遠端的情形。這是足球等踢球運動中常見的疾病。而這部位因為關節撕裂而需要手術的情況也多。不過，受傷後能及早前來醫院診療時，有可能以局部麻醉下進行徒手整復，然後以石膏繃帶固定。

拿掉石膏繃帶後，關節會出現嚴重水腫，這是因為拿掉石膏繃帶解除壓迫，血液循環頓時好轉，但由於被固定的部位的關節活動尚差，肌肉的功能也未改善，致使手、腳的血液無法迅速回流到心臟才引起水腫。

因此，這並非是癒後不良的水腫，只是需要多些時間才能恢復原狀。平日走走路，水腫就會逐漸消失。雖然看似嚴重，但大致不成問題。

引起這種骨骼傷害的年齡層，其骨骼的再生能力通常迅速，整復後的關節狀態若良好，那麼，日後進行運動也幾乎不會有問題。

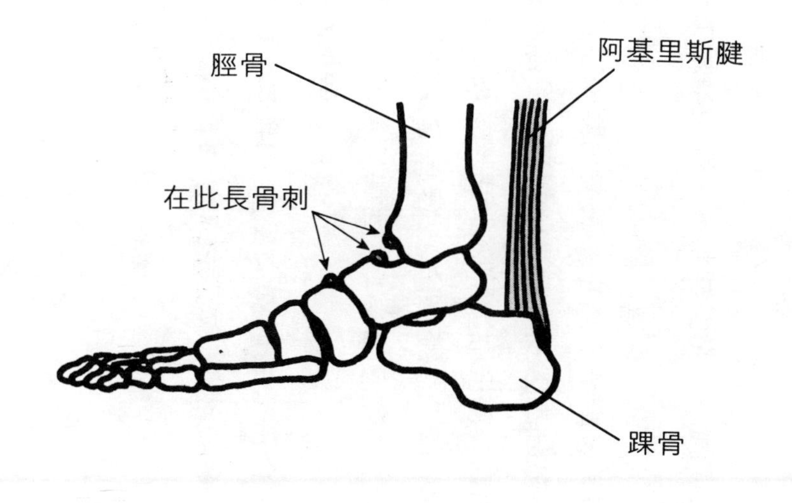


**容易長骨刺的部位**

# 腿部抽筋

**因肌肉痙攣引起** 從事運動的人可能都有這樣的經驗，那就是腿部抽筋，亦即肌肉痙攣，也稱爲小腿肚抽筋。肌肉痙攣通常發生在背部、手指、腳趾等部位，但最常見的是小腿肚的肌肉部位。

這是運動時，肌肉突然收縮引起的。會伴隨劇烈疼痛，導致步行困難。原因尚未明瞭，但被認爲可能是準備運動不足或因流汗產生體溫急遽變化所致。此外，和游泳中因呼吸平衡不順，氧氣運送能力產生變化似乎也有關係。

治療是把引起痙攣變硬的肌肉給予鬆弛。不過用力接觸反而會增加疼痛感，所以應該輕輕按摩痙攣部位來減輕疼痛。一旦曾經引起痙攣，即使感覺好轉，然而再度運動時卻容易再發。

預防方法是充分進行暖身運動，尤其別忘記做小腿肚的伸展。流汗時儘快擦乾，穿褲子時要以浴巾保溫等等。

游泳時

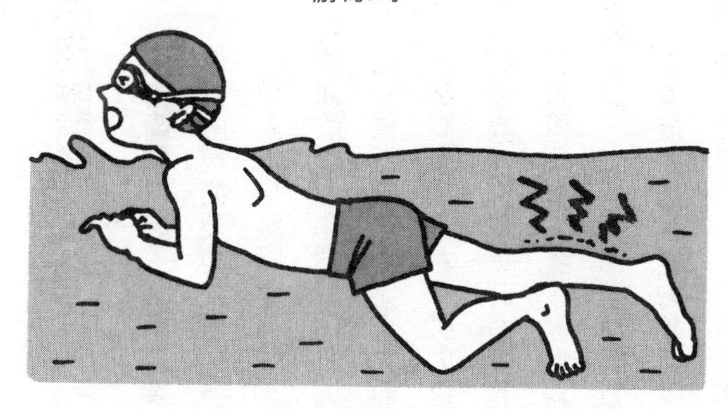

衝刺時

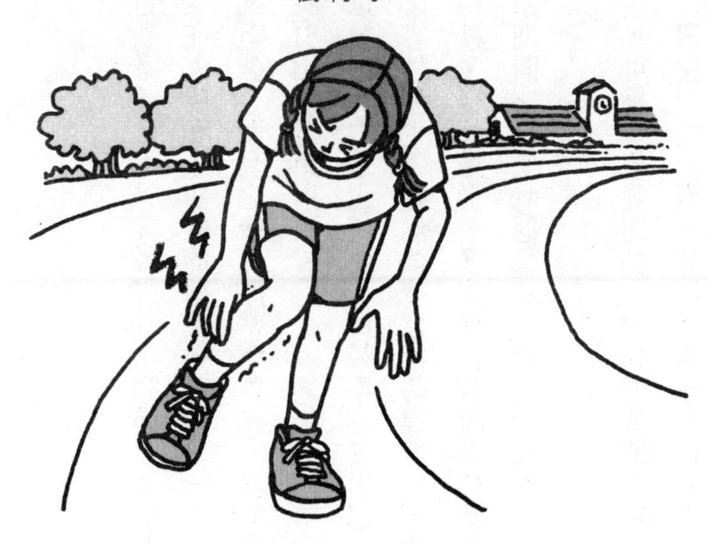

**這些時候腿容易抽筋**

# 肌肉斷裂

**肌肉斷裂引起** 肌肉斷裂是指進行急遽衝刺或走路當中，肌肉受到拉扯，使得部份肌肉被撕裂的狀態。多半發生在大腿和小腿肚的部位。

一般人是突然感覺「啪」一聲就斷裂，而且之後走路常會跌倒。其原因被認爲是彎曲的肌肉和伸展的肌肉雙方肌力出現差距所致。

由於孩子的肌力比大人弱，所以拉扯的力道也較弱，比較不容易引起肌肉斷裂。直到高中生左右，肌力變強後才容易發生。雖然依據拉扯的程度、部位，症狀會有差異，但嚴重時有時也需要枴杖。這種情形，多半保持靜養即能治癒。

因爲肌肉被切斷，因此需要三週期間才能使狀態穩定。而且，在此期間禁忌勉強活動，連步行都避免勉強。

受傷後二週、能夠順利步行之後，可接受復健運動：由伸展或關節輕微伸曲的運動，慢慢開始。如果經過三～六週還不能治癒，就可能牽涉其他因素，應該再度接受診察。

## 隱藏精神壓力的情形

容易被忽略的是，成長期當中不僅身體，連精神也同樣處於不穩定的脆弱時期。所以，也有因精神壓力而導致無法運動的情形。尤其容易發生在認真又聰明的女孩子上。

這種案例，常發生在剛擔任新的體育隊長，卻因扭傷、骨折等而需要耗時治療時。那種正充滿期待卻無法隨心所欲從事運動所感到的失望，是不難理解的。另外，和朋友、社團老師的互動關係也會產生精神壓力。像更換運動社團或退出等，其隱藏因素多半是和朋友、老師合不來。

遇到這種情形，症狀是花樣百出的。有人會抱怨膝蓋或腰部疼痛，嚴重時會出現坐骨神經痛的症狀，引起腳無法使力、步行困難。當然，即使接受任何精密檢查也無法查出病因。這時才懷疑精神壓力和運動傷害有關連。

包含精神壓力的運動傷害，治療上較不容易。因爲接受診察拍攝X光片都無問題時，醫生通常會告之一切安好。

其實這樣的情況下，醫生必須瞭解孩子正在尋求逃避壓力的管道加以處理。爲了不關閉孩子逃避的管道，可以假藉身體某些狀態不良爲理由，以數個月左右的充裕時間來給予治療。

## 阿基里斯腱的疼痛

**孩子的阿基里斯腱不容易斷裂**　阿基里斯腱的疼痛稱爲**阿基里斯腱周圍炎**。這和阿基里斯腱被撕裂的**阿基里斯腱斷裂**完全不同。可說是尙未從阿基里斯腱周圍炎轉移成斷裂的狀態。

阿基里斯腱周圍炎是因跑步、跳躍、踢蹴導致的疲勞引起。因此，只要不做勉強的動作即可痊癒。但是，若連走路都對阿基里斯腱造成負擔，就不易治癒。

只要限制腳踝的動作即能減輕阿基里斯腱的負擔，因此，像穿高跟鞋一般把腳跟墊高將有效果。話雖如此，不過穿高跟鞋會產生不穩定感，也無法運動，爲此，可以將一～二公分厚的墊子墊在腳跟下方，即能達到減輕阿基里斯腱負擔的目的，請各位務必試試看。

阿基里斯腱斷裂發生在肌腱張力小於肌力的狀態。如果肌力不是強烈到某種程度，肌腱是不會斷裂的，所以高中生以下和高齡者都較不易發生。而阿基里斯腱周圍炎的情形，則和肌力沒有太大關係，所以由小學生到高齡者都可能發生。

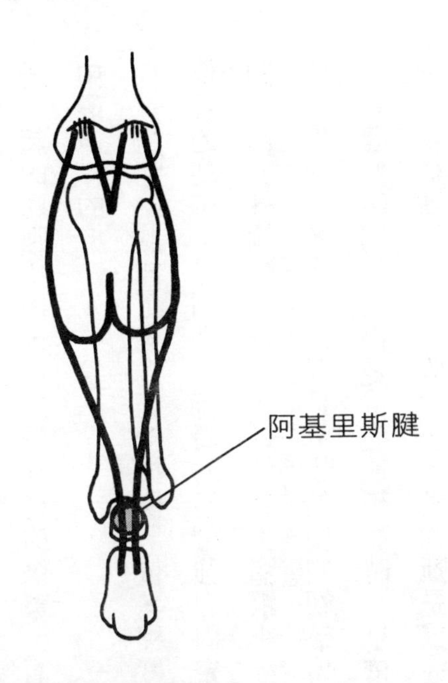


**檢查阿基里斯腱是否斷裂的湯姆森測驗。**

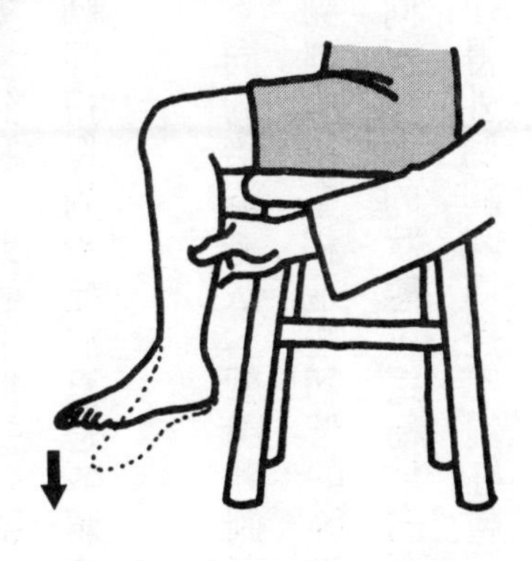


阿基里斯腱和湯姆森測驗

# 常見的腳踝扭傷和各種治療法

**依程度有不同的治療法**　行走在不平坦的地方扭到腳，或者下樓梯時踏空等所引起的腳踝扭傷，可說是常見的傷害。而且，腳踝扭傷的治療法算是各類疾病中最多樣的。

扭傷的狀態可視爲韌帶損傷。依其程度有著不同的治療方法。腳踝外側有三條細的韌帶，內側則有寬幅的韌帶強力固定住。腳踝的扭傷和這些韌帶的強度有關，由於外側較脆弱，所以常發生腳跟小趾那側向下扭傷的狀態，這稱爲內反扭傷。爲此，多半的情況是引起外側的韌帶損傷，使得外側腳踝周邊出現紅腫。

要判斷韌帶損傷是重症或輕症時，是依據剛扭傷後的紅腫狀態決定。如果一下子就紅腫得像網球般大小，則判斷是重症。

腳踝扭傷的治療方法，無論是輕症或重症，都會因醫師的想法而有很大的差異。從使用簡單的醫療用貼布帶加以固定，到使用石膏綳帶固定、手術療法等等都有醫師採用。韌帶斷裂時，會有強烈疼痛和紅腫，步行也困難，但注射止痛針，拍攝X光片檢查關節裂開的程度，即能輕易瞭解狀況。如果韌帶斷裂，關節將隨之不穩定，很難使力。

以前，筆者曾對一位高中三年級的女子籃球選手治療扭傷。由X光片上看見韌帶完全斷裂，但重大比賽又已迫近在數個月後，她希望接受手術而能趕快安心投入練習。

不料，在手術室時卻令人大吃一驚。原來由X光片顯示的韌帶狀態似乎無計可施，沒想到斷裂的韌帶卻自然結合了。透過這次的經驗，我才瞭解成長期的踝關節扭傷，只要有充裕的時間，進行某程度強力的固定，不必手術也能痊癒。只是反覆數次的扭傷，又想迅速回歸運動時，我認爲手術也是一種不錯的療法。

此外，固定也存在許多問題。像長時間實施牢固的固定（石膏繃帶固定），雖較能保持靜養，不過，關節容易僵硬致使回歸運動的時間也將拖長。

由於如此，要採取以靜養爲主軸的治療或者以早日回歸運動爲主軸的治療，必須依狀況來決定。

# 不必擔心的腳跟疼痛

**成長痛的一種**　有孩子活躍於青少年運動團體擔任選手的父母，或許經常會聽到孩子訴說腳跟疼痛。

這種腳跟疼痛和腰部的骼骨疼痛一樣，將來是不會引起骨骼變化，因此些微疼痛時仍允許持續運動。只是針對疼痛需要做某些處置，例如，塗抹止痛軟膏、使用運動用品店出售、墊在鞋底的鞋墊來改善。

此外，雖說不必擔心，但有時會引起疲勞骨折等其他疾病。所以，發現疼痛持續很久都不見好轉的時候，就必須拍攝X光片瞭解疼痛的過程。

值得注意的是，被誤以爲是骨折的**有痛性外脛骨**傷害。這種疼痛會出現在距腳踝內側四～五公分，靠腳尖的骨骼突出部位。被稱爲是成長期的骨骼成長所殘留的痕跡，或者是疲勞骨折，或者是**種子骨**（像附著在手、腳上的小骨頭，但屬於正常產物）。由於這個部位附著有能夠把腳踝向上拉伸的肌腱，因此，從事細膩動作的籃球或手球運動時，會牽扯到這個部位才引起疼痛。

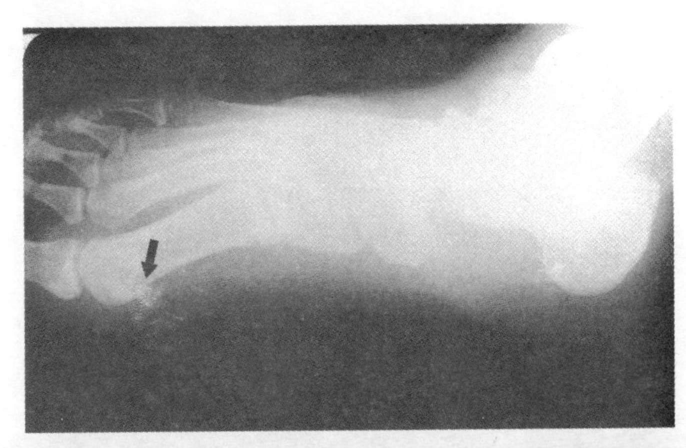

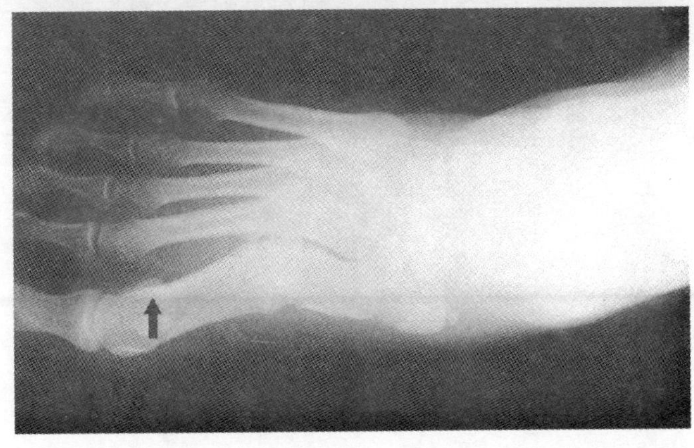

從箭頭部份可以看出有痛性外脛骨

**有種子骨的腳**

# 第三章 運動時的注意事項

# 練習時要注意的場所

**在體育館運動**　依地板的材料，加諸於腳部的負擔各不相同。以前的地板是使用木板，但是下面大多是混凝土，結果腳底若無鞋墊，對下肢的負擔相當大。最近的地板本身就具有彈性，也較柔軟，因此輕度運動時，鞋底可以不放鞋墊。

**在運動場上的跑道**　最近爲了創造新記錄，越來越重視跑道的彈性。這對肌力良好的人雖能充分應付，但長久練習，對肌力不足的人而言，反而受不了反彈力量，會給予關節和肌腱增加負擔、引起疼痛。

此外，也要注意在**道路**上的跑步。設置人行道的地方大多無礙，至於沒有人行道的地方，往往爲了排水目的，道路會由中央向兩側傾斜。在如此不平坦的場地長時間跑步，不僅腳踝，其他各部位都可能引起疼痛。

**在運動場上**　如果都以相同方向在跑道上跑步時，尤其在轉彎處快速跑步，身體會自然變成傾斜狀態。傾斜跑步固然不好，但一直以相同方向傾斜跑步更會受到傷害。同時，潮濕又泥濘的雨後運動場也具有危險性。

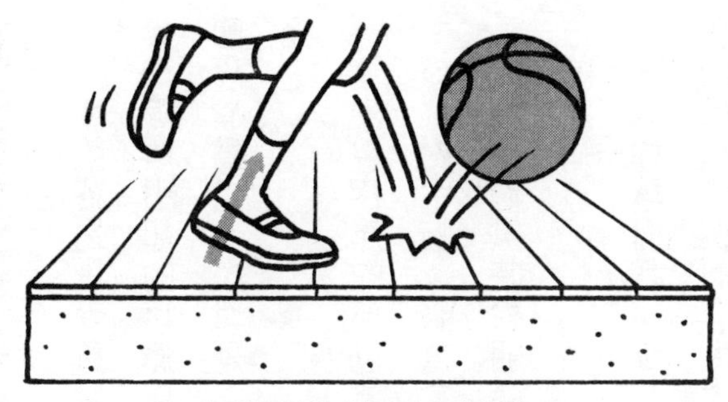

在堅硬的地板上運動

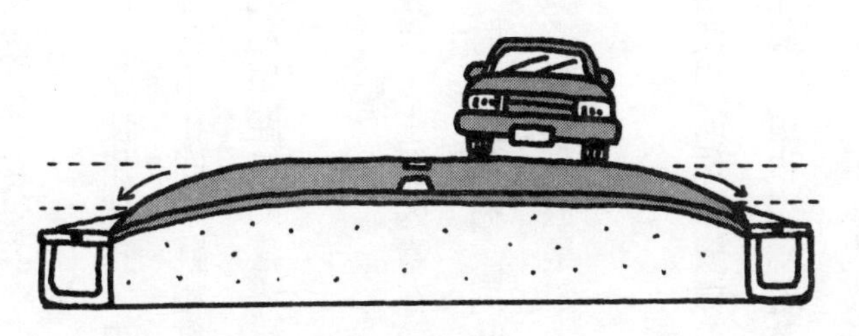

傾斜的場所

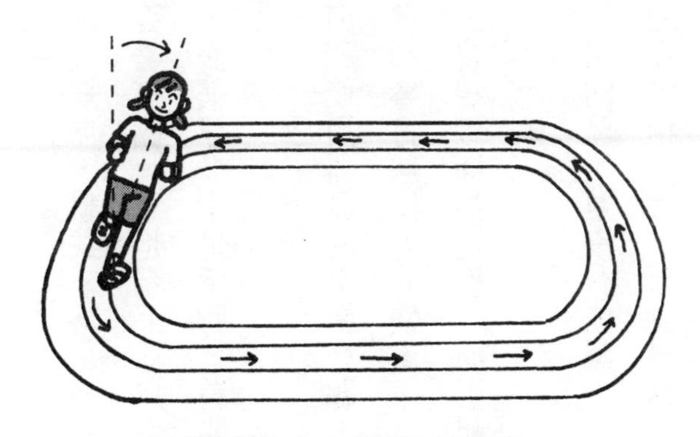

以相同方向在跑道上跑步

**容易引起運動傷害的場所**

## 球拍要選擇感覺略輕的用具

**手腕容易承受負擔**　同樣是使用球拍，但是硬式網球、軟式網球、羽毛球、桌球等所引起的疼痛部位卻各不相同。雖和打球姿勢有關，可是羽毛球以手腕關節疼痛為主，桌球是以手腕和肩關節的疼痛為主，而網球多半是手肘、肩關節疼痛。

出現疼痛的部位會有差異，主要因素在於肌力和使用器具的平衡有關。用具太輕會對手腕、略重會對手肘加諸負擔，同時也會影響打球使力的輕重。球拍過重時對關節的負擔變大，但是，太輕又會導致揮拍過度，而引起各部位的疼痛。

以棒球而言，少棒隊所使用的球和成棒隊所使用的球，並沒有依照大人、小孩的體格比例而有太大的差異，這也表示對孩子的負擔相當大。而少棒聯盟所使用的硬式棒球，和成人棒球的硬式棒球也幾乎大同小異。因此，使用硬式棒球的少棒選手都需承受極大的負擔，如果可能，應儘量避免使用。

網球運動的球是有區分小學生和其他人士使用的種類，而且球拍的強度、重量、網線的張力等也各有差異。但是，小學生專用的網球拍並不容易獲得。最近，國內以提倡網球爲契機，常在電視上轉播迷你網球賽，或許當參與迷你網球的孩童人口增加時，其專屬球具也能大幅增多，可惜目前仍不普及。

任何運動種類都一樣，在選購運動器具時，都以能夠自由揮動、自在運用最適當。最初選購是以拿在自己手上，感覺略輕的種類最好。

日後，隨著球技的進步程度來判斷球具。有關小學生選用球拍的理想方法，並非由個人購買，最好能團體採購各種重量的球拍，個人再選擇符合自己的種類使用，才不浪費。

如果個人購買，由於短期間內會隨著發育而感覺球拍不敷使用，並想儘快另購新球拍。這種情況不僅球拍常無法滿足孩子的體格，費用也是一大支出。

# 運動鞋以適合運動的樣式為宜

**不易引起嚴重扭傷**　以踝關節的擰扭而言，在幼兒期雖然易引起擰扭，但是不會有太大的傷害，主要以踝關節周圍到處疼痛爲其特徵。如前文敘述，這是因這時期的韌帶較堅強，所以即使扭到腳踝也不太引起韌帶損傷。直到高中以後，多半因內反扭傷，從第五指（小指側）擰扭，造成外腳踝下面的韌帶拉扯或受傷，以致於外腳踝的周邊出現疼痛和水腫。

因此，在幼兒期選購鞋子時，不必穿如同籃球鞋般會裹住外腳踝的款式來預防擰扭。

常見爲了帥氣而穿著美國聯賽NBA款式鞋子的孩子。看到這樣子的孩子，感覺似乎是鞋子在跑步的人，應該不僅我一人吧！

此外，由於孩子的腳還在成長階段，一年需要耗用一～二雙鞋子的情形大有人在，因此，我認爲不必選購太昂貴的運動鞋。

不過，廉價的鞋子往往鞋底太薄（一般上下學穿的鞋子），這對成長期的腳

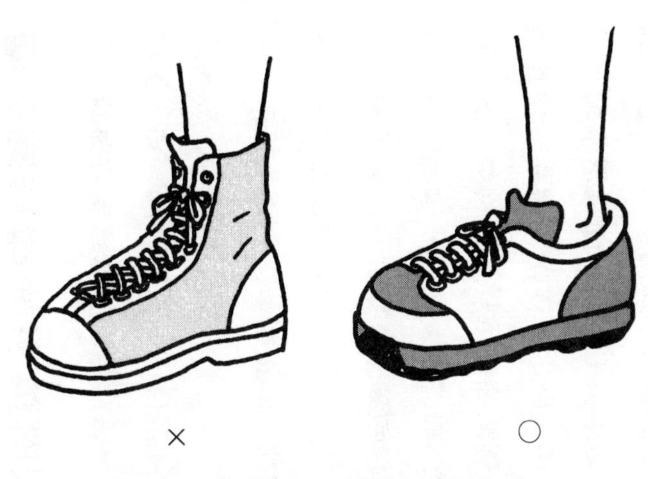


**運動鞋要選擇適合運動用的款式**

跟負擔相當大，最好選擇鞋底具有某程度厚度，足以保護腳跟的運動鞋。

選購鞋子的確不簡單，但總要適合自己的腳。

只是，有時會發生試穿感覺合腳，可是走路、跑步時卻又變得不太合腳的情形。

常聽說腳在傍晚時會變大，所以最好在傍晚選購鞋子。

# 選擇運動鞋時的注意事項

**進步的運動鞋** 運動鞋隨著運動熱潮的澎湃，使得研究、開發作業均有飛躍性的進步。尤其長跑選手的鞋子，更以驚人的輕量材質製造，甚至研發出單腳重量僅僅一百公克的產品。

鞋底的墊子也琳瑯滿目，有的材質本身就是柔軟的，也有製造空間填充空氣或果凍般的物質等產品。

購買鞋子的條件是依據何時、何地使用的需求爲主。例如，在運動場使用時，要依據是土地、人造物質或草坪；而在體育館，則依據地板材質；同時也依據梅雨、夏季或冬季的季節氣候來決定。因爲同樣一雙鞋在不同條件下的感受大不相同，能夠在各種場合區別使用鞋子固然相當理想，但卻不易實行。

**鞋子的材料**，皮革中（多數爲牛皮，也有袋鼠皮）以天然皮革最優越，雖然價位高，但是保養良好的話，對腳的適合度卻最好且最耐用。人工皮革雖然質地輕、品質又穩定，但需要花點時間來適合腳，並有悶熱的缺點。至於尼龍製品，輕、耐用又合腳，主要使用為馬拉松、慢跑、田徑賽等的鞋子。

**鞋底的材料**中，橡膠、橡膠海綿雖然柔軟又具有衝擊吸收性，但卻容易磨損。尿烷海棉的鞋底是使用於網球鞋上。

**鞋底**會發生問題的理由在於滑動。如果能夠擁有同時兼具易滑動和不易滑動兩種特性的鞋子，最為理想。但是，費用高而且難以獲得。

此外，鞋子本身越柔軟，其衝擊吸收性所產生的緩衝也越好，然而柔軟卻會增加不穩定性，成為膝蓋、腳踝傷害的原因。

**釘鞋** 是指棒球、橄欖球、足球或田徑等運動，所使用之鞋底具有釘子的鞋子。足球用釘鞋還分有固定式和可拆卸性的款式。在泥濘地運動時，使用這種拆、裝兩宜的釘鞋最適合。不過，在一般的人工草皮使用時，容易產生疲勞和搖晃，因此，依據預防傷害的觀點來看，以固定式釘鞋為宜。

運動鞋要丟棄時，請看看鞋底，同時，當膝蓋、踝關節發生問題時也請看看鞋底。檢視鞋底是否都在相同位置破損、磨壞。因為透過鞋子的磨損狀態，不僅能夠防範運動傷害，針對正確的跑步方法也有相當助益的建議線索。

## O型腿和扁平足的情形

**力量負荷在膝蓋內側**　並非O型腿和扁平足，就不利從事一切的運動，主要會影響跑步動作多的運動。尤其O型腿，易發生膝關節傷害。此外，扁平足的人容易引起腳部疲勞，並在腳部周圍出現疼痛。

站立時，在負荷體重的膝關節上，其內側原本比外側的負擔重。而O型腿的人，重量更是負荷在內側。

左圖是非O型腿的人站立時，由正面觀看的模樣。爲了容易瞭解腳的狀態，以腳底在地面平行著地顯示。左右膝蓋會有輕度接觸。

右圖是將O型狀態誇張顯示的狀態。因O型腿的人，左右膝蓋之間會張開，腳底會朝向內側。

因此，荷重在內側增多，膝蓋的外側關節部份會出現骨骼凸出的狀態。當曲伸膝蓋關節時，即容易引起肌腱的摩擦。

爲了儘量矯正腳底朝向內側爲目的，在腳底下放置外側較高的鞋墊，將有所

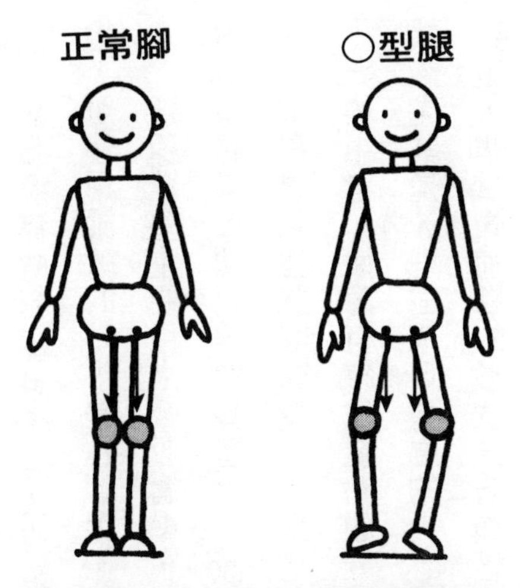


O型腿和扁平足的體重負荷方式

助益。使用這種鞋墊，能夠讓荷重儘可能向外，而獲得減輕體重加諸於膝蓋內側的效果。

腳有所謂弓狀的支撐體重的墊子，然而扁平足屬於沒有腳心的狀態，故被認爲沒有腳的墊子。由於如此，由膝蓋下方到腳底經常疼痛，並常有笨重感而容易疲勞。

扁平足恰巧和O型腿的腳底狀態相反，所以應該使用腳心隆起的鞋子，而避免穿平坦型態的鞋子。

## O型腿或X型腿的孩子，應善用鞋墊

**腳跟疼痛時**　當走路過久或跳躍過多，經常訴說腳跟疼痛時，爲了減輕負擔，可使用柔軟的墊子墊在腳跟，或者善用鞋墊等來保護。

這種鞋墊主要用來吸收衝擊，不過也具有矯正腳的型態（稱爲下肢調整，針對O型腿或X型腿等的腳型）、減輕膝蓋和腳踝負擔，預防受傷的作用。

這和退化性膝關節炎（因爲老化，膝關節內的軟骨受到磨損所引起的疼痛病症）的患者，使用有特殊鞋墊的鞋子是一樣的道理。也是保持平衡的簡易實施方式。尤其是X型腿或O型腿的人，因爲腳部容易疼痛，而需要採取鞋底放鞋墊的對策，儘量彌補腳的形狀來防範疼痛。

最近的運動鞋已有腳心隆起的款式，但不適合O型腿的孩子使用。因爲會導致O型狀態的程度更強，膝蓋負擔也增大，結果容易致使膝蓋疼痛加重、損傷惡化。相反的，對X型腿的孩子而言，卻有預防兼治療的效果。如果不瞭解，請接受運動醫學科醫師診察。

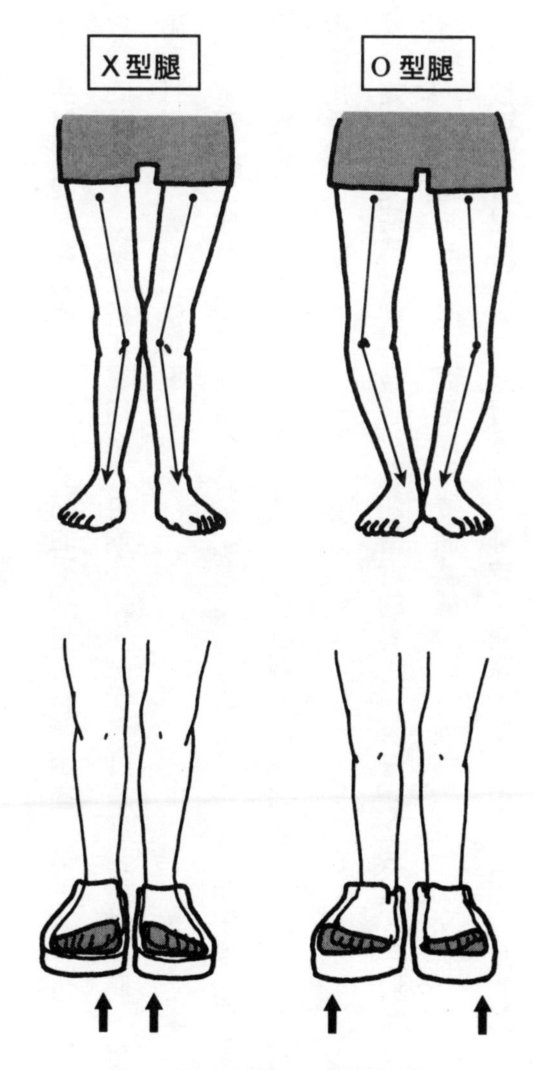


依靠鞋子來矯正腳的形狀

# 猴臂的狀態令人擔心的問題

**手肘的內側容易疼痛**　手肘關節的形狀也常有所困擾。筆者本身也存在所謂猴臂的狀態。這種人把手掌向上、併攏小指，把手臂伸直在身體前面時，會發生兩手肘併在一起或相當接近。

這種人投球時，經常使用手肘運動，使得手肘內側的骨骼摩擦到肌腱和神經，出現手痛、小指側痲痺。遇此情形，會出現無法使力的現象，應注意別再過度使用手肘。

如果幼兒期時曾經引發手肘關節附近的骨折，那麼隨著成長，手肘也會出現彎曲，只是這時的手肘反而是向外彎曲狀態。

猴臂雖有程度差異，但對棒球、排球、網球等使用手肘力量的運動大多有所妨礙。因此，最好及早訓練非慣用手。至於，日常生活上是完全沒有問題的。

這是猴臂

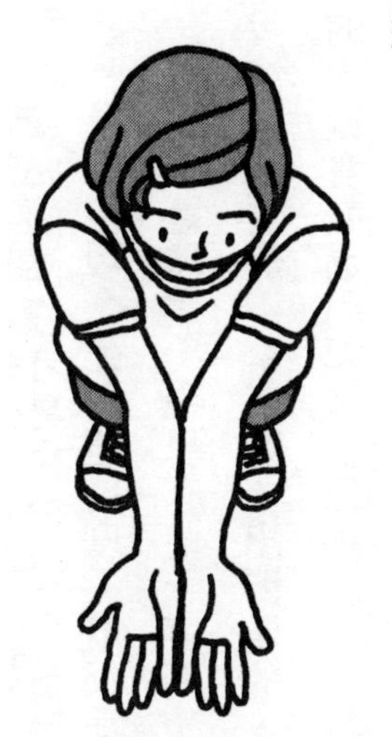

手肘內側容易引起疼痛

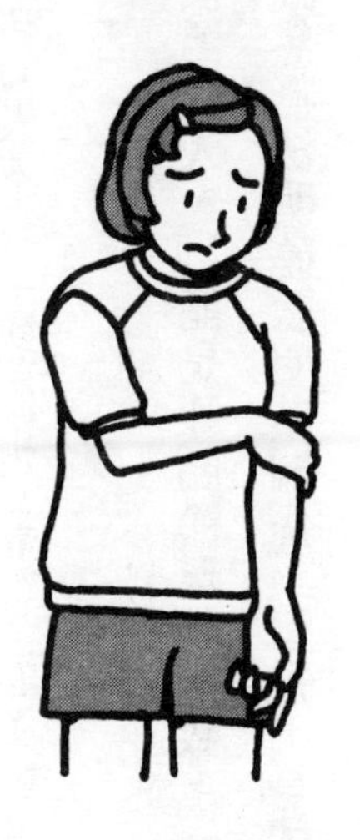

**猴臂和容易引起的疼痛**

## 身體柔軟的人要注意

**韌帶易加重負擔**　常聽說身體較硬的人不好，然而也並非身體柔軟的人就好。最近的觀念是身體過度柔軟反而有害。

女子籃球選手中患有前十字韌帶損傷的人，可能是膝關節鬆弛所致。一般的說法是和關節不緊有關才出問題的。雖然無法明確證明其關係，但是，身體柔軟的人確實較易引起膝蓋傷害。

身體柔軟不僅和關節的動作有關，也會影響環繞關節的韌帶、肌肉、肌腱和皮膚等。此外，和構成關節的骨骼、軟骨、關節囊狀態，以及肌肉變粗、脂肪變多也有關連。

爲什麼身體太柔軟有害呢？例如，跳躍時稍微跌倒，關節柔軟的人較會「逞強忍耐」。所謂「逞強忍耐」的狀態是指關節彎曲、擰扭，已使關節內的韌帶牽扯到了極限。

由於這樣的狀態已經毫無轉圜餘地，一旦跌倒，不僅是韌帶，連關節內的軟骨也承受相當大的負擔，所以韌帶才容易斷裂。

反之，僵硬的身體則較少發生關節彎曲擰扭的跌倒情況。這時候的韌帶尚有餘裕，可說不大會受損傷。

最近常看到青少年運動團體，由幼年時期到會有激烈運動的小學、國中、高中，發生腿關節活動不良的學生人數增加。

如前文所說，成長期間的韌帶比骨骼、軟骨強壯，因此從事激烈運動時，會提高韌帶的緊張，呈現收縮狀態，導致影響了關節的活動。不僅運動，連生活環境的變化似乎也具有關連。

例如，生活上坐椅子的時間比坐榻榻米多，洋式抽水馬桶普遍化、蹲下或盤坐的機會變少等等，都對關節的活動有不良的影響。

腳踝一旦僵硬，無論運動或長跑，在小腿肚或阿基里斯腱都會出現疼痛，因此，每天運動前後以及入浴後，都務必進行伸展運動。

# 觀察身體柔軟性的鬆弛測驗

**觀察身體柔軟性的鬆弛測驗**，包括如下的項目。

①觀察手關節的柔軟度，彎曲手腕看看拇指是否能夠碰到手臂。

②手肘關節的測驗是伸直手肘時，看看是否能夠過度伸直十五度以上。

③肩關節的測驗是將雙手轉到背後，左右手各由上面、下面看看是否能夠握在一起。

④腰椎的測驗是站立在地板上，向前彎曲，看看是否能夠將手掌接觸地面。

⑤髖關節的測驗是兩側腳跟併攏，打開腳尖，看是否能夠張開到一八〇度。

⑥膝關節的測驗是伸直膝蓋時，腳跟是否能夠離開地面三公分以上。

⑦踝關節的測驗是雙腳站立伸直，踝關節和下腿的角度狀態是否能夠從〇度彎曲或翹起到四十五度。

實施鬆弛測驗，即能夠瞭解自己的柔軟度，請務必試試看。如果符合其中四項以上的測驗，表示是身體柔軟的人。

但是，並非柔軟就好，因過度柔軟會提高關節周邊韌帶受到傷害的危險性。

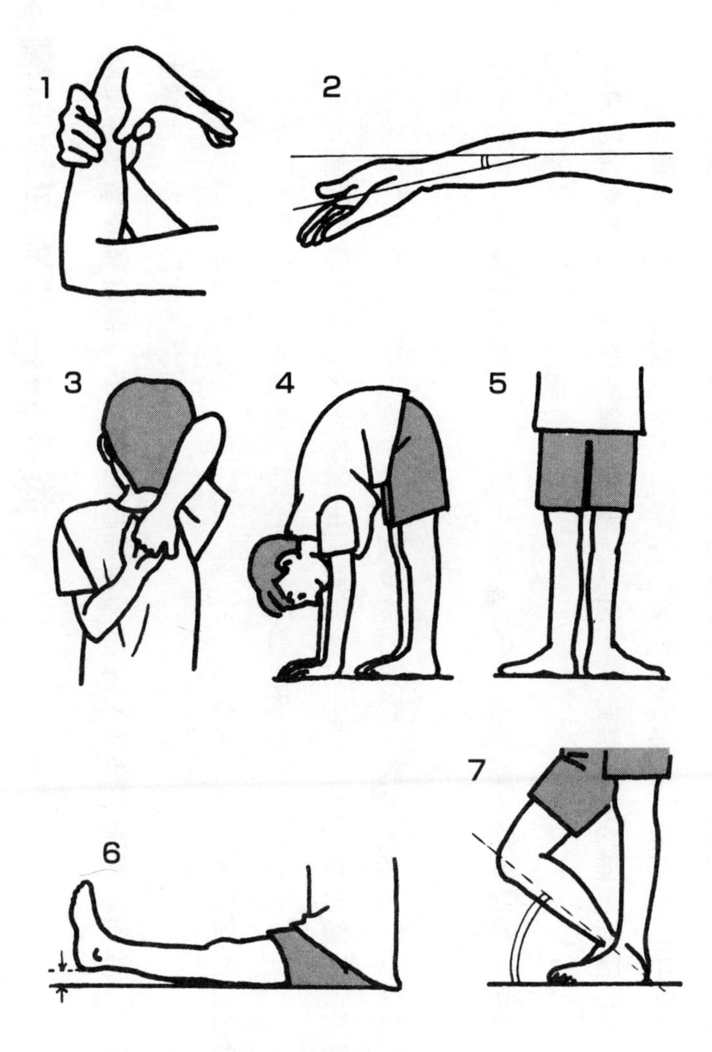


鬆弛測驗的方法

## 外翻拇趾可穿勞工工作鞋

**受到鞋子的摩擦生痛**　拇趾外翻是穿鞋子之後才發生的疾病。不過，和與生俱來的骨骼排列狀況也大有關係。

尤其是穿前端尖細的鞋子，腳的拇趾尖會向小指側擠壓，造成拇趾的根部凸出，當這個凸出部位碰到或摩擦到鞋子時，即引起疼痛。

拇趾外翻者的腳尖形態，就像被由兩側握擠到中央一般。這種傾向強烈時，會和鞋子間產生刺激而出現疼痛。尤其跑步多的競賽，刺激更多，所以疼痛很難消失，而且多半會嚴重化。

治療上，以儘量矯正彎曲、去除疼痛爲目的，可在腳上穿戴護具。如果疼痛難以治癒又變嚴重時，有時需要手術。

天生的骨骼排列方式雖然無法避免，然而不穿前端尖細的鞋是能防範拇趾外翻的，故當腳變大時請即刻換略大的鞋子。曾有患者提及，穿勞工工作鞋有益的經驗談。因爲勞工工作鞋會把拇趾和其他四根腳趾分開，是最接近護具的狀態。

拇趾外翻的腳

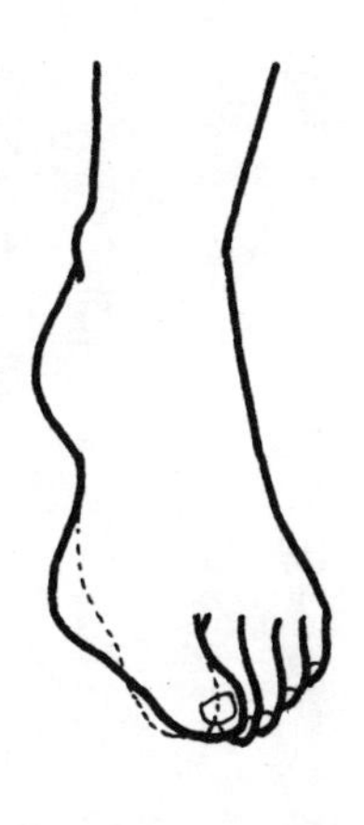

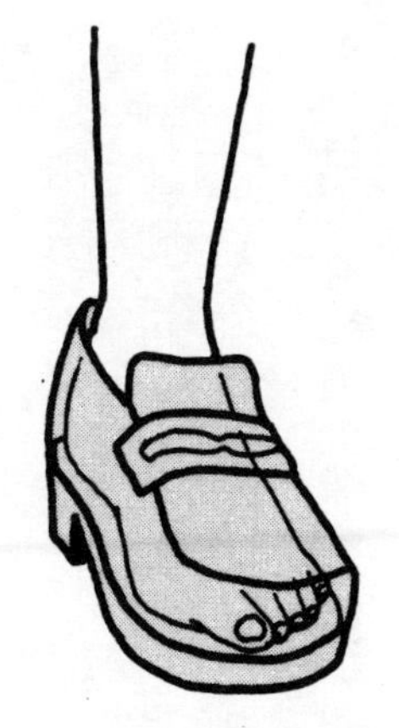

穿大一些的鞋子

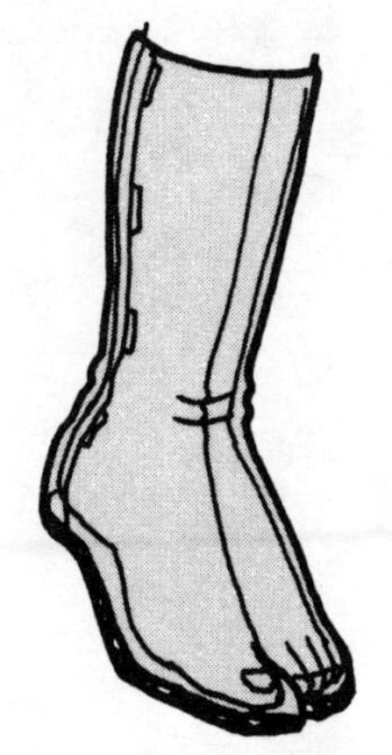

穿勞工工作鞋也 OK

**拇趾外翻的情況**

## 肥胖孩子的運動

肥胖時，由於運動不方便而無法充分運動，也不想運動，結果一而再，再而三的肥胖起來。

解除肥胖，雖以飲食療法爲基本，但若能夠加上運動療法，效果將更加顯著。設法進行有計畫又持續性的運動吧！與其在短時間內從事激烈運動，不如花些時間從事輕度運動較具效果。

請注意，並非肥胖的人關節較脆弱，只是因爲體重過重，對腳踝、膝關節造成負擔，故容易疼痛。

同時，並非任何運動都適合肥胖的人，首先，應該從不必負荷體重的自行車或游泳等運動開始才是最佳策略。當然，慢跑、足球等只要不勉強也無妨。

孩子一開始運動，脂肪即會逐漸燃燒，加上減少零食、留意飲食內容，必能減重。爲了減輕體重、鍛鍊身體能一舉兩得，讓孩子在不勉強的範圍內進行運動吧！

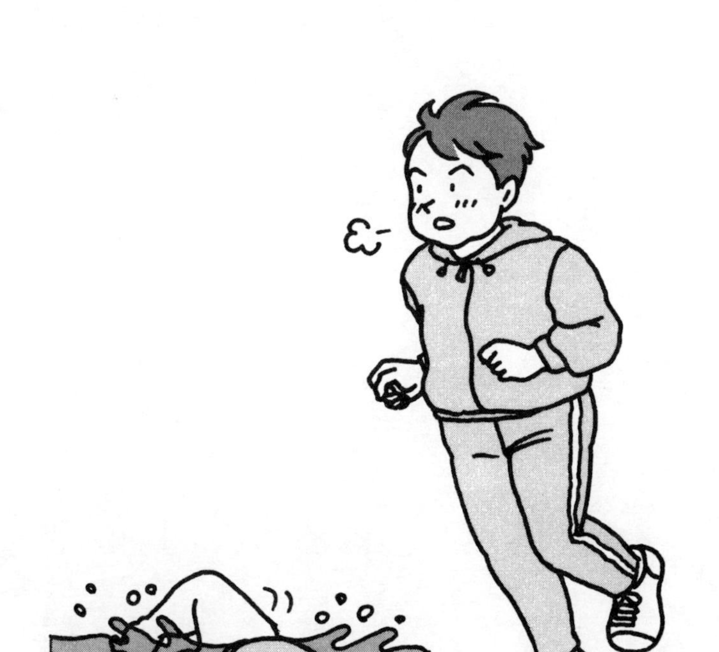

從靠水浮力讓身體變輕的游泳，或者輕度慢跑來開始運動

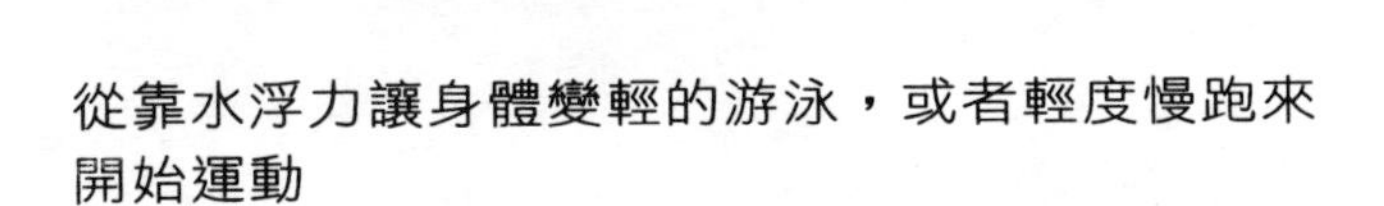

**從事這類的運動**

# 第四章 不殘留疲勞的訓練方法

# 不費力的運動不算是運動

**以略費力的運動量最佳**　靠運動鍛鍊身體時，究竟要練習到什麼程度才有效果?答案是必須感到稍微費力的運動量和時間。反覆進行這樣的運動方式，不僅容易排除疲勞，也能提高運動能力，增加訓練的效果。

一旦瞭解疲勞和運動的關係，就懂得明智的運動訓練，即使進行激烈的運動也不會傷害身體，並進一步獲得更優越的訓練效果。相反的，如果不瞭解疲勞和運動的關係而從事過度運動時，就難以排除這類疲勞，演變成慢性疲勞、引發運動傷害。

疲勞在字典上的定義是「活體發揮某機能，結果其機能變衰弱的現象」，簡而言之，指從事運動或工作時，已無法恢復以往的狀態。

提及疲勞相當複雜，以許多方面來加以分類。包括身體（肉體）的或精神的疲勞、全身的或局部的疲勞。若以引發疲勞的方式又分爲急性、慢性、中樞性或末梢性等。

中樞性疲勞、末梢性疲勞似乎都是不常聽過的名詞。簡單而言，中樞是指腦和脊髓，當我們因爲工作或運動引起嚴重疲勞，致使思考力、集中力變得遲鈍，嚴重的情況還會有食慾不振、失眠症的狀態，這稱之爲中樞性疲勞。

相對的，末梢神經是指由腦和脊髓延伸的神經，我們經由這些神經來使用肌肉或活動關節，但是過度使用時會致使手、腳酸痛，這稱之爲末梢性疲勞。

總之，中樞性疲勞是屬於精神的疲勞，而末梢性疲勞是屬於身體的疲勞。但是，這類疲勞卻難以明確區分，並非個別症狀，而是混合性出現。

此外，疲勞的出現、消失的情形也依年齡而有所差異。孩子的情況，即使相當疲勞，但只要休息一天就能消除疲勞，然而過了四十歲的人，休息一天還是難以排除疲勞；邁入五十歲前後，雖當天不覺得疲勞，卻在翌日或第三天出現疲勞感。

所謂的疲勞是種不可思議的狀態，有時明明是一場非常疲勞的比賽，結果由於獲勝竟能欣喜若狂地跳躍，似乎毫無疲勞一般。這是因爲精神層面起作用，獲勝的強烈喜悅感不僅減輕了精神上的疲勞，也掩蓋身體上疲勞的狀態。

## 書寫練習日記來預防過度訓練

**掌握身體狀態**　進行訓練時，輕度運動是無法鍛鍊身體的。然而過度運動又會引起運動傷害，這稱之爲過度訓練。

爲了預防過度訓練，瞭解每天運動的疲勞狀態，及其恢復狀況是相當重要的。所謂身體狀況筆記，是爲了掌握自己的身體狀況，而每天書寫的練習日記。

記錄什麼樣的練習內容、強度、時間即會出現疼痛；必須治療時，是採用何種治療方式，在幾天內可以治癒。並從天候、練習場所狀態、體育館內的道路，到運動場是土地或草坪或全天候型也一一詳加說明。

有時間的話，可進一步書寫服裝、運動鞋種類等，作爲判斷自己體況的參考，也作爲參與重要比賽時調整身體狀況的依據。

一四八頁上還會說明，總之，自己觸摸疼痛的部位等，瞭解關節和肌肉狀態是調整身體狀況的必要動作。請由幼年時期就加以培養自己管理自己身體的習慣吧！

| | 月　日(　) | 月　日(　) | 月　日(　) | 月　日(　) |
|---|---|---|---|---|
| 天氣、<br>氣溫、溫度 | ℃・　% | ℃・　% | ℃・　% | ℃・　% |
| 時間 | :　～　: | :　～　: | :　～　: | :　～　: |
| 場所、<br>地面、地板面 | | | | |
| | | | | |
| 運動衣、<br>運動鞋 | | | | |
| | | | | |
| 有無護具 | | | | |
| 練習內容的<br>強度 | | | | |
| 身體狀況 | | | | |
| 血壓 | ／ | ／ | ／ | ／ |
| 脈搏 | ／分 | ／分 | ／分 | ／分 |
| 疲勞程度 | | | | |
| 疼痛程度 | | | | |
| 其他 | | | | |
| 備　註 | | | | |

**書寫練習日記**

## 運動均衡是重要關鍵

**右側和左側雙邊使用**　已經說明過運動傷害是過度使用引起的，但是運動不均衡的情況也容易引起。運動均衡不僅會影響神經的發達，也會影響骨骼、肌肉的狀態。

活動身體時，爲了方便進行這個動作，身體會隨之調整狀態。如果一直進行同樣的動作時，這樣的傾向會變得強烈。雖然習慣是件好事，但是，習慣有引起身體變化的情形，務必注意。所以，運動時最好從事兩種以上的項目，如此可以使用各部位肌肉，亦即能夠進行均衡的運動，具有預防運動傷害的效果。

例如，羽毛球、桌球等幾乎是以單手揮拍、打球動作多的運動種類，容易引起彎曲脊椎骨（脊柱側彎症）。網球也屬於容易罹患這種症狀的運動。但最近進行反手擊球時，許多人已採用雙手揮打，相信今後情況會好轉。在棒球僅使用左、右手單側的狀況，也非常容易導致運動不均衡。

使用雙手的排球、籃球、手球等，也經常會使用慣用手。跳躍時也有慣用腳，至於劍道、柔道、空手道等也存在所謂自己喜歡的姿勢，因此，還是容易形成偏頗使用身體某側的運動方式。

持續這樣的狀態，會增加背部、腰部關節的負擔，使得左右肌肉的緊張程度出現落差。如此一來，落差會變成各部位疼痛的原因。僅僅觸摸背部、腰部，即能瞭解肌肉不均衡的程度，而且透過X光片更能清楚掌握。

不均衡時，背部、腰部肌肉、肌腱的後面會出現左右差異，而在脊椎骨和其基部之間的關節後面也有左右差異。同時，運動鞋的磨損情況也存在左右差異，請觀察鞋底就知道。

預防方法，是以相同程度來使用左右手和腳最為理想。例如揮拍、揮棒，左右手都實行練習。另外如排球、籃球和手球等使用雙手的種類，或者使用全身的游泳運動，都屬於良好的均衡運動。

想要矯正左右差異時，由於存在過去累積的習慣，無法立即加以排除，所以需要相當的耐性。鞋底左右差異太大的時候，可以使用鋪在鞋底的鞋墊，來做些微補正。

## 經常檢查肌肉來瞭解疲勞的程度

**肌肉僵硬時要注意** 由於每個人對疲勞的感受方式不同，所以疲勞含有精神層面，很難簡單加以描述。至於肉體上的疲勞，其簡單的判斷法是首先觀察肌肉是否僵硬。

長時間閱讀，頸部會酸痛；跑步太久，小腿肌肉會疼痛，這樣的狀態就是輕度的運動疲勞。疲勞造成肌肉僵硬會呈現收縮狀態而難以伸曲，以致於需要活動時會勉強伸展肌肉，因此才引起疼痛。

僅觀察肌肉的僵硬程度和關節活動，就能判斷是什麼程度的疲勞。若只有疼痛但肌肉並不僵硬，而且關節活動良好的情形，則表示並非太嚴重的疲勞。

自己必須經常檢查肌肉的疲勞程度和僵硬度。因為持續性運動時，反覆運動、休息時，和偶爾運動時，其肌肉和關節的活動會出現完全不同的反應，所以進行準備運動或緩和運動時，應該仔細觀察是否能進行經常性動作，肌肉是否變僵硬，關節的動作是否順暢。另外，透過脈搏也能檢查全身狀態。

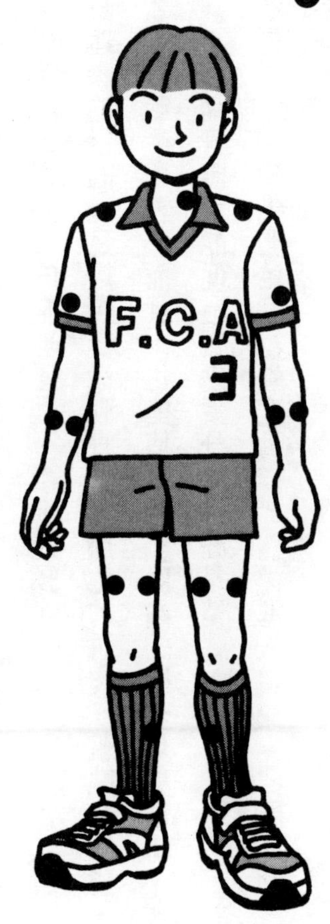


為了瞭解疲勞而檢查肌肉

## 暖身運動和緩和運動

一般人常聽到的暖身運動，亦即指準備運動。至於緩和運動，雖是個較陌生的名詞，但可說是運動後的整理運動、冷卻運動。

暖身運動的目的，是以慢慢活動身體各部位的肌肉、肌腱、韌帶，來促使關節變柔軟，防範受傷害。而且，也能使神經和肌肉的聯繫更加緊密，方便發揮力量。此外，活動身體還能促進賀爾蒙分泌、高昂情緒。

方法是由手和腳尖開始進行輕度動作，然後進入體操、伸展運動、慢跑等慢慢加強活動。

以本練習內容的四十～五十％運動強度進行二十～三十分鐘左右，能夠稍微流汗爲宜。

早上起床後的練習等，身體尙處於未經充分活動的狀態時，務必多花些時間進行暖身運動。

緩和運動的目的是以溫和活動使用過的組織，來積極消除疲勞，趕快恢復到運動前的狀態。

據瞭解，運動引起疲勞的原因，是由於肌肉內存有乳酸。這種乳酸，在激烈運動後立即休息的情形，以及運動後又進行慢跑等輕度運動的情形相比較，發現後者較容易消除疲勞。

因此，為了迅速消除疲勞，緩和運動是不可或缺的一環。

方法是依其一天內的運動強度而定，不過，和暖身運動相反，應該逐漸減輕動作。

為此，可以從慢跑進入柔軟體操、伸展運動、按摩等。如果，因運動而出現疼痛、紅腫時，請加以冷敷（四十四頁）。

緩和運動常因為運動疲倦而不想實施，或以想趕快回家的理由而省略，但是，為了隔天依舊能夠活力十足的從事運動，這卻是必要的過程。

# 不遺留疲勞的伸展運動

**鬆弛肌肉和肌腱**　我想各位都有運動後或長跑後，感覺小腿肚變硬的經驗。這是因爲激烈運動使得肌肉、肌腱疲勞時，會喪失柔軟度而變成僵硬狀態。若以此狀態持續運動的話，會因肌肉、肌腱和關節無法正常運作，因而引起運動傷害。

充分的暖身運動和緩和運動，可以預防運動傷害。運動前，包括運動時所要使用的肌肉，進行輕度的全身運動和伸展運動。當肌肉變僵硬時，那麼柔軟體操等的暖身運動就不足夠，務必伸展身體來牽引肌肉和肌腱。

運動之後或者激烈運動後，與其立刻休息，不如慢慢減輕運動強度的休息方式，比較容易排除疲勞。這就是所謂的緩和運動，即運動後實施輕度慢跑、體操、按摩等，以減輕疲勞所進行的輕度運動。往往越嚴重的疲勞越不想再活動，但是，嚴重疲勞時更不可忘記進行緩和運動。

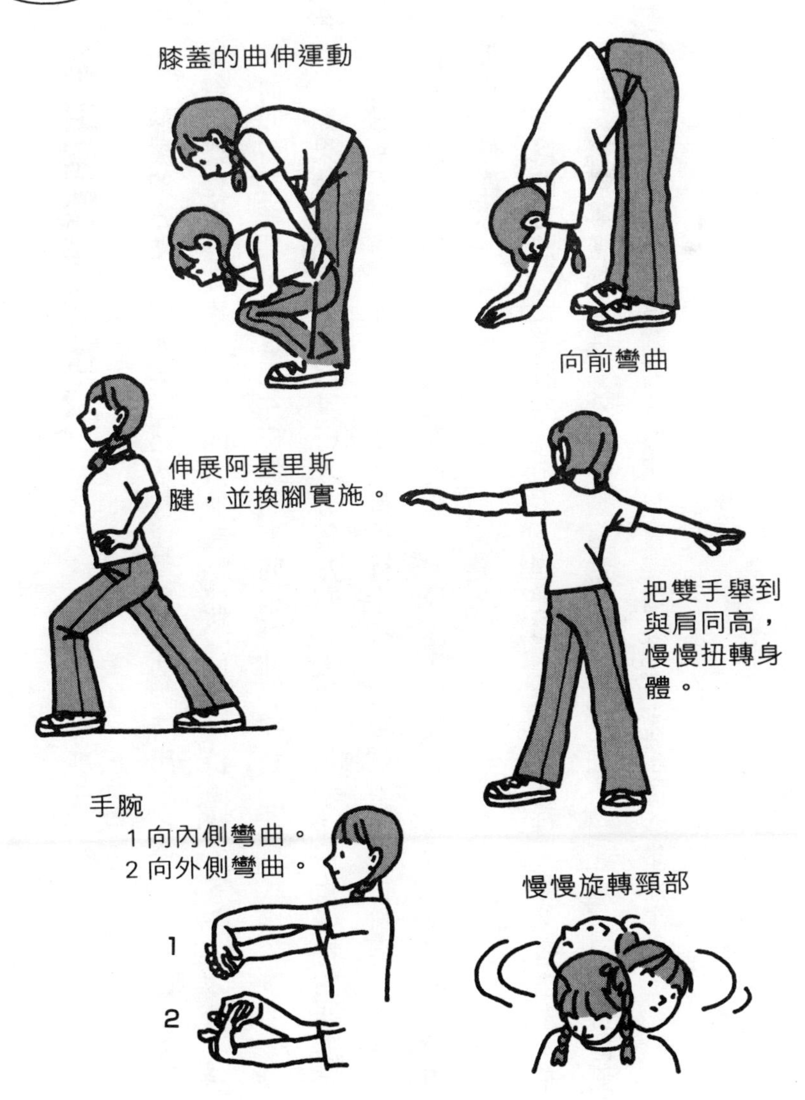
膝蓋的曲伸運動
向前彎曲
伸展阿基里斯
腱，並換腳實施。
把雙手舉到
與肩同高，
慢慢扭轉身
體。
手腕
1 向內側彎曲。
2 向外側彎曲。
慢慢旋轉頸部
1
2

**伸展的方法**

# 不遺留疲勞的按摩

**伸展的方法** 例如，因爲落枕使得頸部活動時出現疼痛。這時候，先將頸部傾斜，察覺出輕度疼痛的方向，並在略痛的位置保持原狀一下子。多數人爲了怕痛而傾斜著頸部，其實應在疼痛的方向進行伸展運動。

如果時間充裕，最好進行一分鐘左右，慢慢數到十才停止保持的狀態，然後休息數到五又重新開始，這樣反覆進行十次。這時候不必停止呼吸，應以平常輕鬆的心情來實施。注意別矯枉過正，導致疼痛更強烈。同時，在運動前後和入浴後實施最理想。

**按摩的方法**是順著肌肉，由手、腳朝向心臟方向進行。雖然有指壓、拍打、振動、撫摸等各種方式，然而建議組合各種方式，在不引起疼痛又覺得舒適的範圍內進行。謹記過度強烈的按摩只會徒增疲勞、產生反效果罷了。

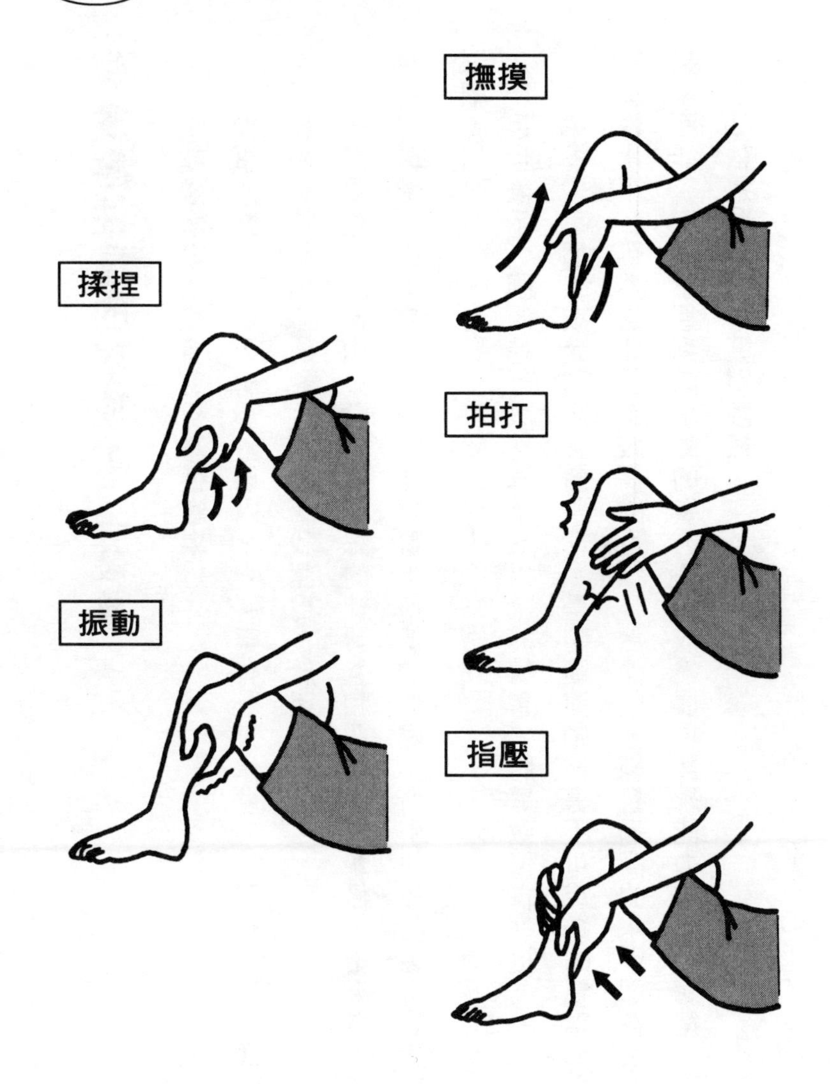


按摩的方法

# 教練應注意的事項①一般篇

## ①超過水準的練習會提高傷害率

從事運動時，一天兩小時以內，一週應有一天休息。時間和休息另當別論，是否會引起運動傷害的最大問題，我認爲在於運動強度。

筆者曾經調查過山口縣內籃球隊的練習量和運動傷害關係，結果發現練習水準高的球隊，比練習量中等，且練習水準低的球隊，所引起運動傷害的比率竟然高出二十%。

這也表示，強制進行該球隊水準以上的練習，將導致傷害率提高。

掌握選手個人或該球隊全體水準，是防範運動傷害不可或缺的要素。爲了提升球隊水平，雖然需要設定較高的目標，然而勉強練習過高的水準卻會引起反效果。而能否正確掌握到該球隊的實力，也成爲展現教練能力的一大關鍵。

## ②依運動能力來區別訓練

檢查一年間身高的成長狀況，也是預防運動傷害的重要工作之一。前文提過，身高急遽發育的時期，表示骨骼也在成長，容易引起運動傷害。

這種成長有極大的個人差異，而發展運動能力的時期也有個人差異，因此，務必謹慎觀察個人的運動狀態。當要組織球隊訂定練習內容時，與其以學年單位做選擇，不如以運動能力單位來做考量較適當。

**③把握選手的個性也很重要**

這對個人競賽的運動項目雖沒有太大關係，但在選擇參與團隊比賽的選手時，就不僅重視運動能力，也要把握選手的個性。哪一場該由某選手出場，並非只靠其實力做判斷，也要考量個性，在能夠充分發揮實力的關鍵加以重用。這樣的教練才算是識才善用的高明指導者。

**④重大比賽也要讓選手有勇氣休息**

本人鬥志高昂時，教練卻告知需要休息終止比賽，這當然是件痛苦難堪的事，但是如果讓傷害遺留到將來時，或許永遠無法再運動。

# 教練應注意的事項② 棒球篇

## ①別過度投球

棒球引起的運動傷害，主要原因是過度投球。由於比賽時需要盡全力投球，所以要好好留意投球數。

以小學生而言，讓一位投手投完全場時，若一局投十五個球，六局則共投九十個球。大聯盟投手的投球標準是投球數一百，相比之下，小學生的九十球算是相當多的投球數。因此，小學生的投手應由二～三人來擔任爲宜。

最近，參加甲子園高中棒球隊的投手，都有接受檢診的義務。這項規定雖訂得有些遲，但還是有好處。

目前，因爲比賽日程關係，使得投手連投好幾場的情形似乎還不少，不過比起以前已會多準備數位投手，可說是一種好趨勢。

遺憾的是，常聽到爲了延長賽而讓投手一場投出兩百球的報導。而且，賽後教練一定會說「打算和王牌投手同歸於盡」。在重大比賽時詢問王牌投手，投手必然答覆「讓我投球吧！」在重大比賽中，帶著些微疼痛投球這件事，我並不反對，但是卻不贊成投球數過多。

像這樣的報導，尤其由甲子園大會的全國轉播聽到，似乎是一項美談，但是大眾對投球數那麼多卻無動於衷的麻痺感，則令人感到憂心。

我認為檢討是否比照大聯盟的投球數，限制高中生一場棒球賽的投球數的時機應該到了。

**②讓投手有不投變化球的勇氣**

讓小學生的棒球投手投變化球，時機實在過早，請絕對禁止。

常聽說由於對手隊會投變化球，所以本隊若無法投變化球加以對抗的話，是無法獲勝的。基於這個理由，不得不勉強讓投手投變化球。

最近，我到各地舉辦運動教練講習會，發現現今的教練對於預防運動傷害的理解，似乎比以前更充實。只是仍有以精神面為主體來指導的教練，令人擔心。

# 教練應注意的事項③ 跑步篇

**以錄影帶來檢查跑步姿勢** 可能有不少讀者曾透過電視觀看馬拉松賽跑或長途接力。僅觀察跑步的姿勢就能瞭解是否保持平衡、順暢奔跑。但是，一般人很少以慢動作來加以分析。經由慢動作的畫面或許會令你驚訝，因而改變過去跑步姿勢的形象。

因爲經由慢動作觀察跑步動作時，即能清楚看到腳踝是以超乎想像的頻繁在活動著。從背後影像注意腳踝的慢動作，會發現腳底是由腳跟著地、由腳尖提起，腳踝就像船一般向側面搖晃。當側面搖晃時，腳踝會有「喀」的聲響，似乎引起擰扭狀態。

這樣的動作或許能夠吸收衝擊、減輕負擔，不過可以想像長跑時的負擔卻是相當強烈的。

因此，拍攝錄影帶時，不僅要轉動鏡頭，也要由各個角度加以拍攝，播放時也不要只觀看比賽流程，偶爾也應該觀察細膩的動作。

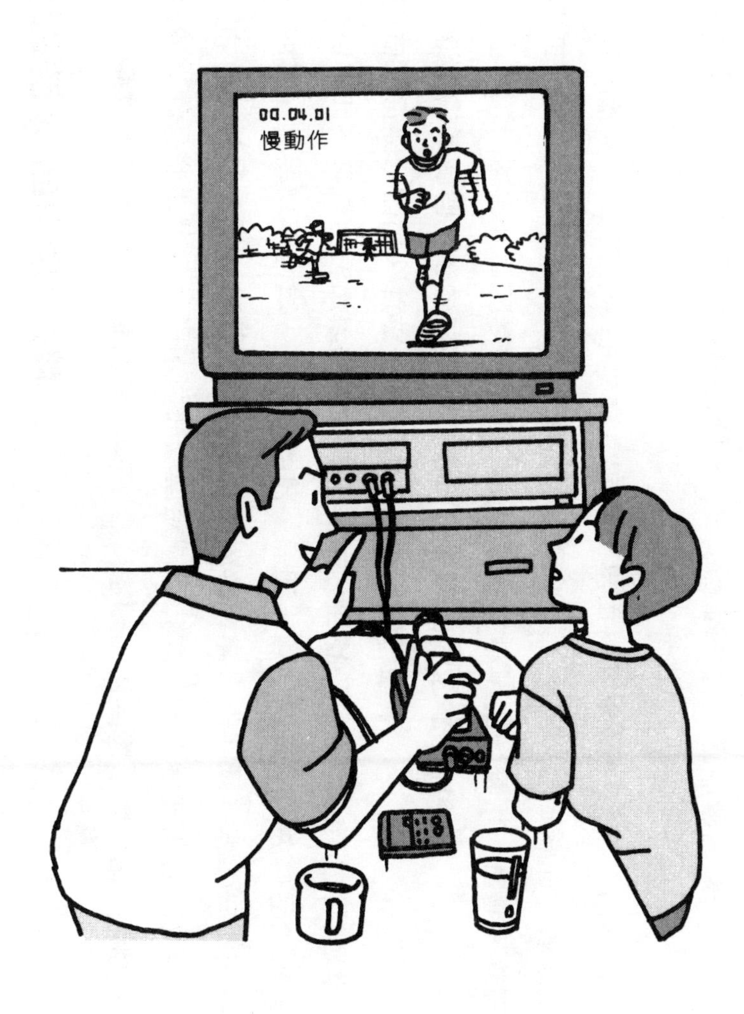


錄影帶是優良的「教練」

# 採用適合自己的姿勢

以運動姿勢而言，網球可堪稱是姿勢改變最多的運動。我在學生時代，若採用現今的網球姿勢打球的話，必定受到糾正。但是，現在的情況如何呢？

不知不覺中，硬式網球和軟式網球的姿勢，幾乎沒什麼差異。也有了雙手揮拍的姿勢，同時爲了強打，無論手關節、手肘、肩膀都增加了相當的負擔。

強打已不像以前那般瞄準著球場的揮拍，而變成是一般性揮拍的感覺。連國中生也開始練習強打，我擔心可能會出現新的運動傷害。

無論任何運動，都是以讓自己感覺最順暢的姿勢爲最佳姿勢。

經常針對姿勢大肆比較的，是日本的職棒和美國的大聯盟。其實因爲體格的差異和生活方式的不同，不該只論述姿勢的差異，何況大聯盟選手的姿勢充滿個性、變化繁多。這比起多半採用相同姿勢的日本棒球選手而言，簡直是不可思議。

大致上，可能有所謂理想的姿勢，但是，適合個人的姿勢應該有所不同。這個理論只要閱讀過本書即能明白，由於每個人的體格、體型不同，所以只要是適合自己的姿勢，就是最佳的姿勢。

自己做起來順暢，別人看起來覺得美妙，那必定是個優美的姿勢。

只是，練習時出現疼痛，就需要考慮姿勢是否出了問題。

成長期的棒球選手，在投球時手肘出現疼痛，這就是姿勢不良引起的運動傷害之一。這是因爲投球時，手肘低於肩膀才導致手肘疼痛，可說是姿勢不良引起疼痛的顯著例子。

# 不該做的訓練

**嚴禁青蛙跳**　我在國中時代，參與軟式網球社團。當時，可能爲了強化腳力，有所謂青蛙跳的動作練習。這種青蛙跳會傷害膝關節的軟骨，成爲小腿疲勞骨折或奧斯戈德氏病的原因。現在已被禁止。

**伸直雙腳的腹肌運動也禁止**　另外，伸直雙腳的腹肌運動也不宜訓練，這被認爲是腰痛的原因。安全的腹肌運動，是採用彎曲膝蓋，上身不必完全仰起，也不固定腳踝的方法。

雖然依訓練項目有所差異，但以前是有運動中規定不喝水的情形，或許其目的是在鍛鍊精神力，但事實上毫無意義。

現在是要求積極喝水，和過去相比，簡直是天壤之別。

此外，聽說過去的棒球選手被禁止游泳，理由是避免肩膀著涼。現在也認爲那是毫無根據的說法。

青蛙跳

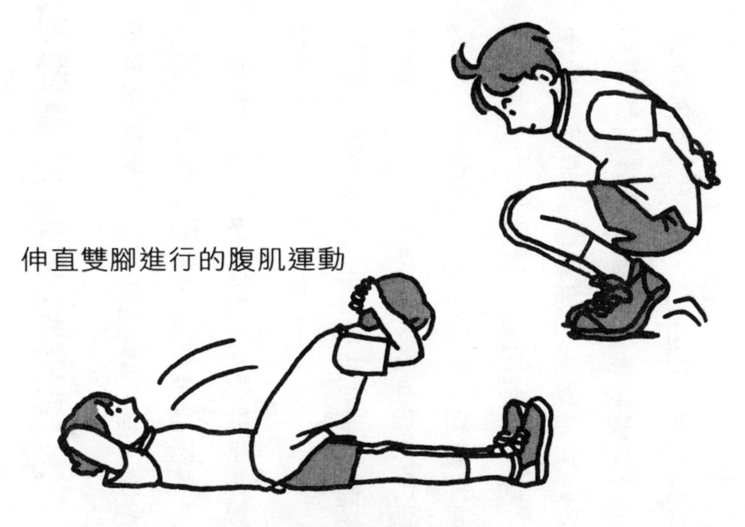

伸直雙腳進行的腹肌運動

勉強推壓的柔軟運動

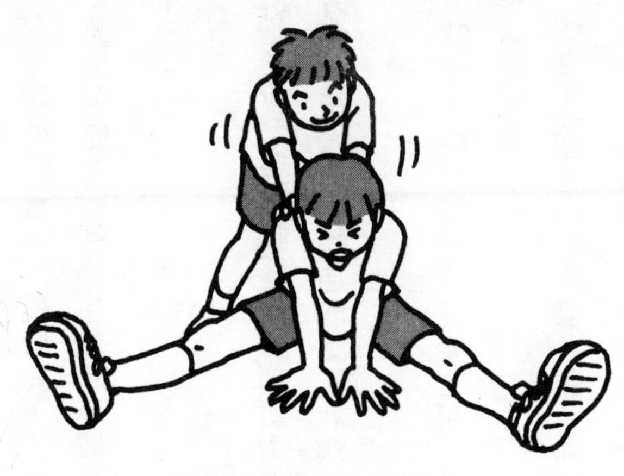

**這類的訓練有危險！**

## 如何發揮火災現場的蠻力

**集中精神的方法**　我想各位都十分熟悉「火災現場的蠻力」這句話。這是指緊急狀況下所展現出來之超越平常的能力，然而這種能力就無法在平時發揮嗎？或許精神層面未被逼迫到相當程度是難以發揮，不過，我認爲能做到接近這種能力的狀態。

以前，我曾受到全日本男子籃球隊選手的協助，進行腹部和背部肌力的測驗。於是，把一位球員單獨關在屋內計測，另外，在大夥兒的加油聲下計測，比較其結果，接受加油時的成績明顯發揮更大的力量。

比賽時若有啦啦隊，情況必定不同。在平時發出經常叫喊的聲音支援，或許效果不大。但是緊急時刻，出聲加以支援是有必要的。

偶爾看到奧運重量級舉重比賽時，選手會拍打著身體各處或者聞各種芳香劑。相撲在對戰之前，利用自我拍打臉部、手臂、身體、腳部，來刺激自己提升鬥志。

然而，有些運動項目的作法卻相反，是依靠安靜來達到統一精神發揮力量，這是適用於決定勝負時不太需要活動身體的項目。

短時間內能夠決定勝負的運動項目，在比賽前以出聲來激發情緒，會比以安靜來統一精神有效果。至於馬拉松或長跑比賽等需要耗費時間決勝負的運動項目，從開始前就過度激發情緒或保持安靜都不好，應該活動身體調整身體狀況，配合跑步後的狀況給予加油，似乎較有效果。

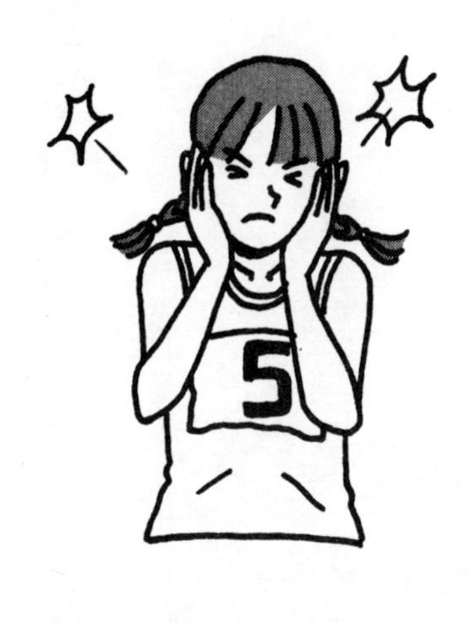

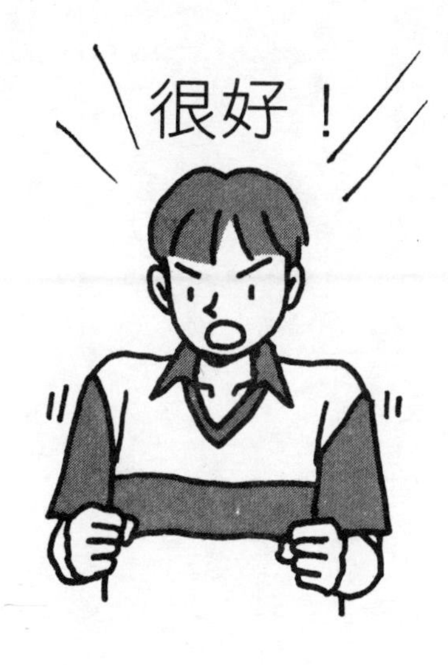

# 第五章

# 從運動傷害回歸運動時

# 回歸運動的標準是什麼?

**是否能和平日一樣從事運動**　戳傷手指、擰扭的經驗,許多人應該經歷過吧!此外,治癒的日數可能每次都不同。雖然會因爲受傷部位而異,但和組織損傷程度也有關係。

各處受到打傷、扭傷之後,其部位痊癒的日數,輕傷大約要四~五天;如果肌肉、韌帶損傷是需要三週;至於關節內部軟骨受傷,需要二~三個月;骨折情況需要三個月以上。這是大致上的標準,不過即使過了這段期間,傷害也治癒了,但仍不表示馬上可以回歸運動。

回歸運動需要視狀態而定,使用石膏繃帶固定或接受手術的情況,應先觀察復原經過,接受鬆弛肌肉、促進關節活動的復健。使用石膏繃帶的情況,還會因其固定的期間、部位,而接受手術的情況,則會因其部位、手術方法,而有很大的差異。

骨折的情況,要經由拍攝X光片,瞭解新骨骼形成的狀態,再依此判斷何時才能開始運動。本人也能自行確認，但是從X光片不能了解狀況時就難以判斷。

如何思考回歸運動的標準呢？其中活動關節時，是否能做往常一樣的動作爲標準之一。

亦即，手肘、肩膀疼痛時，是否能夠彎曲手臂，曲伸手肘呢？膝蓋、腳踝疼痛時，是否能夠順利步行或盤坐呢？腰痛時，是否能輕鬆曲伸腰部呢？像這般的標準。

即使帶著些微疼痛，但日常生活上並無不自在的情形下開始運動，也是無妨。並請慢慢增加運動，這時候應該注意的是，當身體無法配合腦子想做的活動時，千萬不可勉強。

此外，務必瞭解運動的強度比運動的時間重要。以身體承受的負擔而言，短時間進行激烈運動是比長時間進行輕度運動大。話雖如此，但即使是輕度運動，在休假後的隔天也要避免長時間操練。

重新開始運動時，應該留意由輕度運動開始，若出現疼痛就要休息，不可焦急。

## 治療中的運動以不引起疼痛為限

**避免肌肉衰弱或產生壓力**　在治療中可以運動嗎？或許有人會有這樣的質疑。對一般人而言，覺得疼痛時當然忌諱勉強活動。

然而，如果是運動選手，除非全身疼痛外，否則要求完全保持安靜並非有利的作法。以往一直從事激烈運動，現因傷害無法運動，並突然被強迫保持安靜，這樣的作法不僅會使回歸運動更加耗時，也可能引起心理壓力。

爲了杜絕產生這樣的狀況，必須讓患者回歸運動爲宜。當然，不可勉強活動，但是腳受傷時可以使用手，手受傷時可以使用腳，從事一些能力許可範圍的運動。

例如，籃球選手的腳扭傷時，可以坐在椅子上練習運球，若能步行則練習罰球的動作。若無法步行時，可以接受形象、心理訓練，或在腦海中空想思考運動，進行培養精神強度的訓練。

## 醫療用貼布帶的目的

醫療用貼布帶和護具一樣，都已普遍受到使用，可說是最近運動上不可或缺的用品。

醫療用貼布帶的目的，是用來防範傷害、應急處置和保護關節。然而這種預防卻無法百分之百的防範傷害，這情形下，對於任何關節使用任何護具，其效果都有極限。

另外，當不疼痛又無不穩定感時，卻使用醫療用貼布帶或護具加以固定的話，等於是勉強限制活動自由，對身體當然有害。尤其在成長期內更應該避免隨意使用。

透過全日本籃球選手們的協助，調查醫療用貼布帶和關節受固定後的狀態，結果若允許一些關節活動能力時，固定後約二十分鐘就會喪失醫療用貼布帶的效果。但若緊緊固定，當然連走路都有困難，運動更是不可能。

結論是，使用醫療用貼布帶並非爲了去除關節的不穩定感，而是透過固定來獲得精神上的安心感。想養成習慣來使用醫療用貼布帶其實不容易，發生反覆扭傷而出現關節不穩定時，可依其症狀加以決定醫療用貼布帶的強度。

## 因肩膀障礙而休息時① 檢查活動現況

**接受診察後才決定** 以下所說的回歸運動的基準是，因爲骨折、脫臼等的狀態較複雜，而不要做爲參考。發生骨折、脫臼的情況，請和主治醫師仔細商量後，再決定開始運動的時期。

肩膀受傷時，要注意雖比其他關節的障礙更疼痛，卻較能順暢動作。因此，單從外表觀看肩關節活動，並不容易判斷狀況，務必靠診察來判斷，這是相當重要的。

簡單的判斷方法是手臂伸直貼在身上，從下垂狀態向前方舉起。舉起手臂又分手背向上和拇指向下兩種方式。這時候，讓他人壓住手或手腕來增加抵抗力，若能克服這樣的抵抗力又不覺得疼痛下舉起手臂，則表示關節及其周邊肌肉、肌腱已無疼痛狀態，也就是可以開始運動的好時機了。

替換這種抵抗力的作法是使用啞鈴這類的重物。無論加諸抵抗力或重物，都是爲了增加關節、肌肉和肌腱的負擔，形成如同從事運動的狀態。

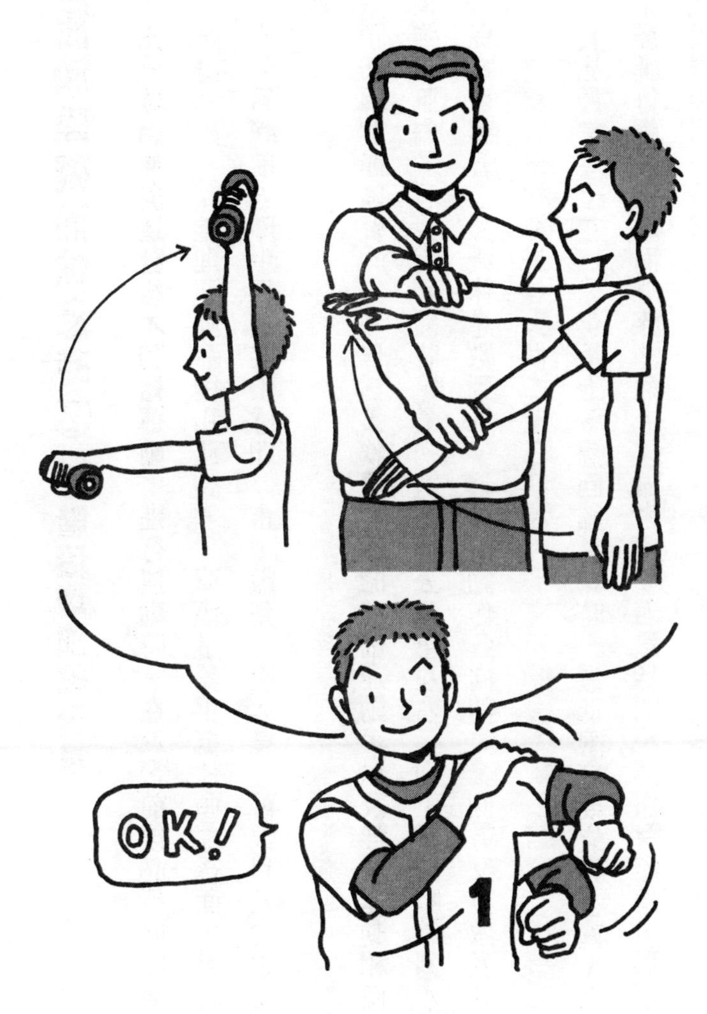


肩膀活動的檢查法

## 因肩膀障礙而休息時② 分階段增加練習量

**充分做過伸展運動後才開始運動**　進行運動時，在練習前後必須展開準備運動（暖身運動）和整理運動（緩和運動）。要領是雙手抵住頭部後面，手肘向後拉，直到肩膀前方產生猛烈突張感即停止，數到十後休息，再數到五從頭反覆做十次。

預防肩關節障礙的方法包括柔軟體操般的準備運動，以及伸展運動和使用啞鈴來強化肌肉。若使用啞鈴時，最初選用一公斤重左右，向上舉起啞鈴到水平位置，保持數到五，然後休息數到五。這樣的動作各向前方、側方反覆做五到十次左右。整體實施標準是一天做二至三次。

肩痛最常發生在棒球選手上。想回歸投球時，最低限度要能夠在五～六公尺的距離進行輕度投球而無疼痛感，才做考慮。若這樣的距離還會疼痛，那麼回歸正式投球尚需一段時間。

這時候的投球練習，首先以五～六公尺左右的距離慢慢投出十五球做爲基準，不覺得疼痛的話，隔天增加到三十球。仍舊不痛，則隔天改以五十球爲目標。

如果都不疼痛時，就可邁入下一階段，以壘間的距離慢慢投出十五球。直到投五十球也不疼痛時，可再邁入下一階段。這時把距離拉回五～六公尺，但是加快以前的速度投出十五球。

像這樣慢慢增加投球數、增長距離，接著逐漸提高速度，依照階段練習。期間若有疼痛即要停止，並把投球內容恢復到前一天的內容，別邁入下一個階段。

但是，能以壘間距離投五十球左右而毫不疼痛時，則可恢復平日的練習。

使用球拍的運動項目，首先拿著球拍揮打數次，若無疼痛感就可以從空揮開始練習。若有些微疼痛，就得邊休息邊慢慢增加空揮次數。

這時候，無論正拍或反拍，都請做空揮動作。直到能順暢空揮五十次左右，才能進行正式的穿梭打球。一開始輕輕地在短距離內思考姿勢打球，然後逐漸增加次數，接著慢慢加強揮拍力量。

# 因手肘障礙而休息時

**如果活動順暢就ＯＫ**　肘關節引起疼痛的情形，至少要以使用有問題的那隻手臂時，其肘關節能順暢活動，當作重新開始運動的最低條件。

進一步，伸直肘關節，手腕上下活動，這時候若不疼痛，在上下彎曲手腕時加上抵抗力。也可以在上下彎曲手腕時，用另一隻手加以壓住。能夠克服這種抵抗力來活動手腕又毫無疼痛感時，表示重新開始運動不會有問題。

爲了預防肘關節疼痛，可以拿著鐵製啞鈴上下活動手腕，鍛鍊手臂肌肉。但是在身高顯著發育的時期，則避免手持任何物品。

此外，強化手肘周圍肌肉的伸展運動，方法是將手心朝上、伸直手肘，保持數到十，然後彎曲關節保持數到十。這時或許能輕易彎曲，但最好在伸直手肘時，將手指鉤住桌子等重物上，以另一隻手支撐手肘。

進行伸展運動時，若有任何部位略感疼痛就該停止，絕不可勉強繼續。

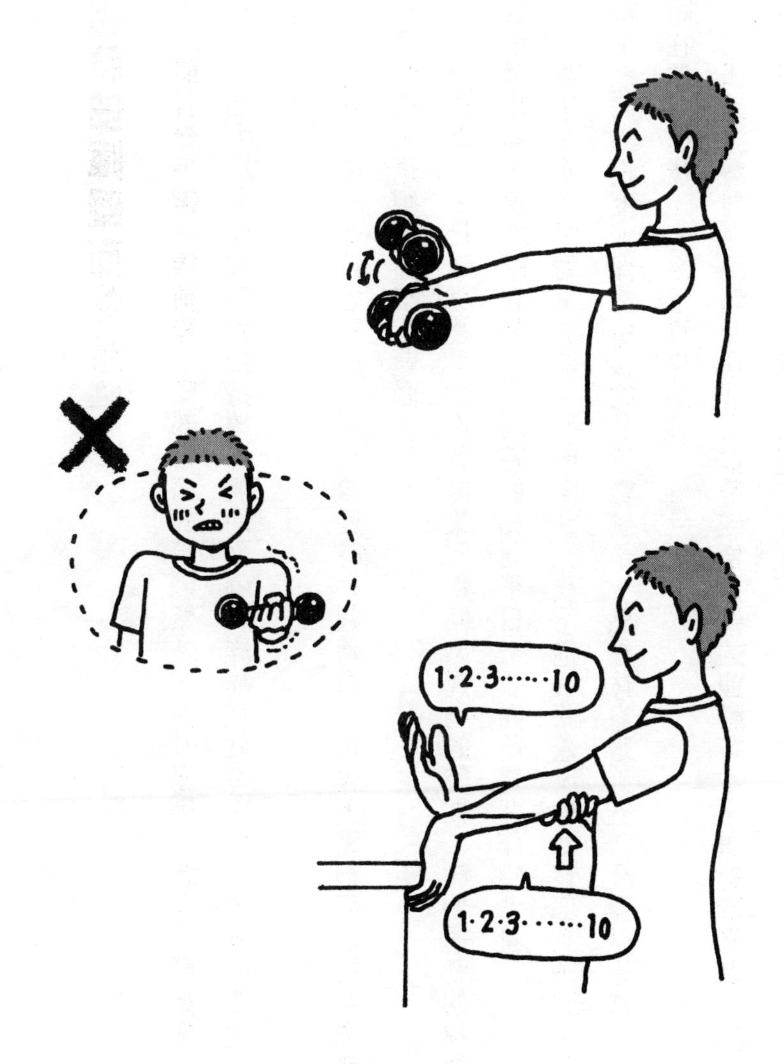


手肘活動的檢查法

# 因腰部障礙而休息時

**能否像平常一樣前彎**　腰部疼痛的原因繁多，而其原因又會左右開始運動的時期。其中具有從臀部到腳持續疼痛的坐骨神經痛症狀時，即使疼痛輕微也禁止運動。

另外，或許毫無疼痛感，但在診察時，判斷含有神經因壓迫而造成肌肉無力的情況時，也應絕對禁止運動。

除此之外，仍然靠觀察動作狀態來判斷回歸運動的時期。開始運動的標準是以稍微疼痛，但能順利動作，同時能如同平日一般向前彎曲作爲考量。

腰部的伸展運動方法是仰臥或側臥，雙手抱著膝蓋、彎曲背部到感到突張並略帶疼痛的程度。保持這樣的狀態數到十，然後休息數到五，反覆做十次左右。請在運動前後、入浴後實施最好。

偶爾會看到因腰痛而穿著束腰帶或橡皮帶的運動選手，這對職業選手另當別論，至於國中、高中生，應儘可能避免使用。

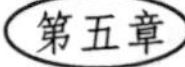


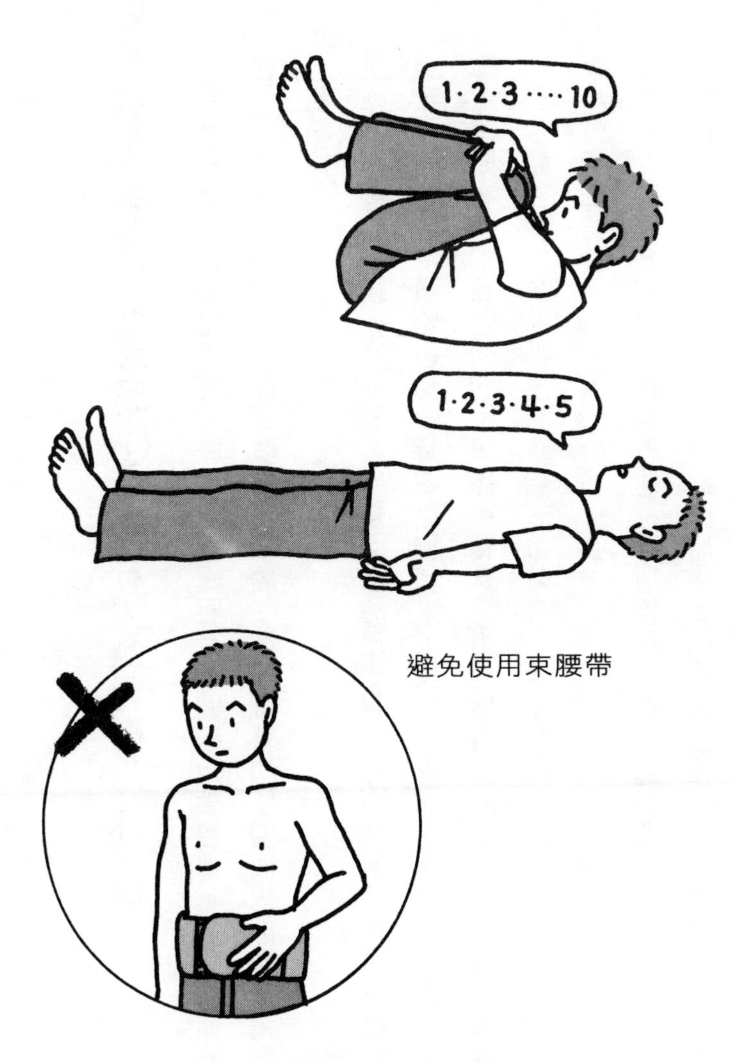


避免使用束腰帶

腰部活動的檢查法

## 因膝蓋障礙而休息時①

### 外行人的判斷是危險的

**接受專科醫師診斷後決定**　膝蓋引起障礙時的回歸運動標準，是膝關節的活動良好。但其中也有看似不影響膝關節活動，卻隱藏著如膝關節內部韌帶損傷的症狀，務必格外小心。

這種關節內韌帶損傷的情形，雖然有膝蓋困難使力的症狀，但是活動卻良好，導致要判斷重新開始運動的時期更加棘手。步行不疼痛，而診斷確定後，可使用醫療用貼布帶或膝蓋的韌帶損傷用護具，由輕度慢跑開始，當慢跑毫無疼痛感時，表示能慢慢增加運動量的時期。這時候，即使狀況不錯，仍須定期接受運動醫學科醫師的檢診。

此外，含有許多反覆跳躍動作的運動項目，常會引起膝關節內的軟骨受傷。判斷其恢復狀況，是以膝關節能夠進行加諸負擔的蹲姿和全力單腳跳躍時，作爲重新運動的最佳時機。

那麼，如何開始運動呢？首先，允許運動的最低限度條件，是平日一般性的步行。因為步行不僅會加諸體重，也需要彎曲膝蓋，所以無法恢復往日的步行，當然也無法運動。

可以如平日步行後，下一階段是慢跑，速度為七～八分鐘／一公里左右，緩慢進行。如果覺得疼痛，難以順暢慢跑時，則邊休息邊延長距離。

當進行三十分鐘的慢跑還不會出現症狀的話，即可提高速度。

運動的場所應選擇有草皮或有土的地方，避免柏油路。另外由於坡道、樓梯等都會增加負擔，因此即使沒有症狀，也只能做短時間的運動，更不適合重新開始運動的時期使用。總之，請避免在這類場所進行運動。

## 因膝蓋障礙而休息時② 實施肌力訓練

**強化大腿的肌肉** 當運動傷害而暫時離開運動時，大腿的肌力會下降。在此狀態下重新開始運動，會因肌力衰弱而導致稍微運動即產生疲勞、疼痛。因此這種情況下，重新開始運動的同時，也應該強化大腿肌力，才能預防運動傷害。

要領是坐滿椅子、用力伸直膝蓋，保持數到十。然後休息數到五，以反覆十次爲一回合。儘可能一天做二至三回合爲目標。

如果感覺意猶未盡，可以在腳踝掛上一公斤（最多二公斤）進行相同的動作。大腿一旦變細是很難再度變粗，但是，強化肌力到可以如平日步行時，將能逐漸靠步行進一步培養肌力。

這種強化肌力的方法，在大腿骨和脛骨的關節面受傷害的情形下，是被允許實施的。但是，膝蓋骨和大腿骨的關節面受傷害時，則禁止實施。理由是強化肌力時會將膝蓋用力伸直，但這樣的狀態卻可能成爲膝蓋骨和大腿骨之關節面受傷害的原因。也就是說，強化肌力時也存在讓症狀惡化的變數。

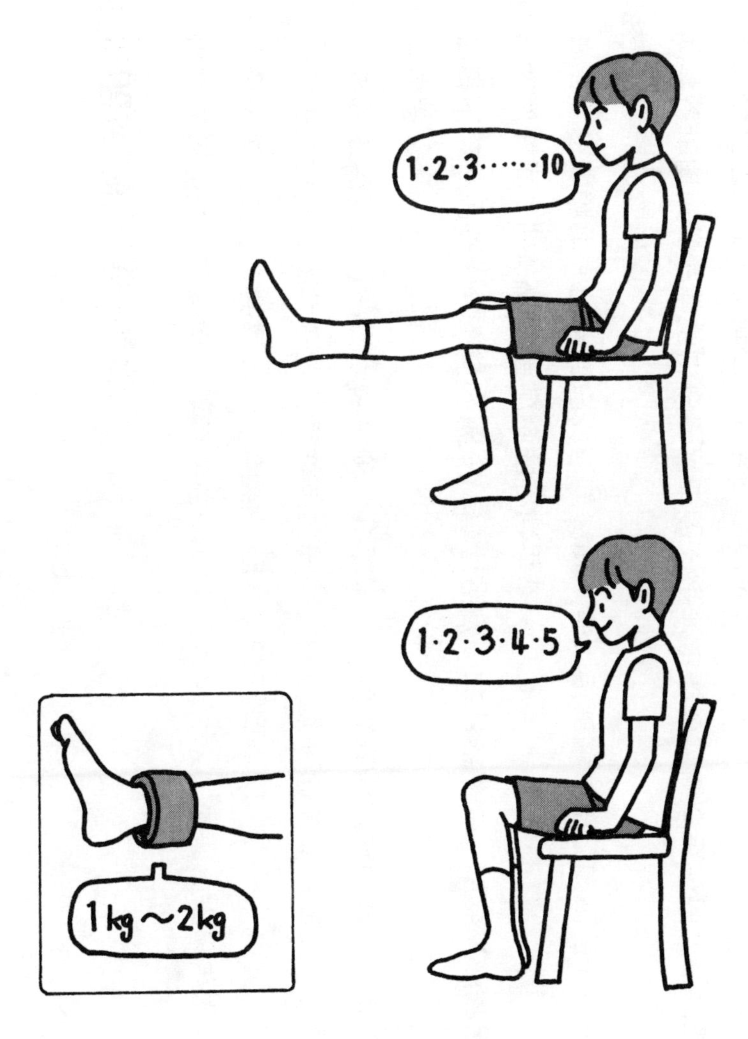


膝蓋活動的檢查法

# 因腳部扭傷而休息時

**完全治癒後再開始運動**　踝關節扭傷之後的狀態可作爲參考。但是要留意，如果扭傷之後呈現如網球般大小的紅腫，則表示內出血嚴重。

這種情形被認爲是韌帶損傷的程度嚴重。如果未經完善治療的情況下就開始運動，那麼稍遇狀況就可能輕易扭傷。這時候，症狀輕微者最低限度在三週內禁止勉強運動。

輕微扭傷的開始運動標準，至少需等到能像平日一樣步行，並能以受傷的那隻腳進行跳躍時，才是重新開始運動的好時機。

重新開始運動時，若關節仍有不穩定感，則可使用護具或醫療用貼布帶來保護關節，即能方便運動。

護具和醫療用貼布帶都只是輔助用品，如果在未達到重新開始運動的狀態下就使用這類輔助用品，會有引起危險的情況。

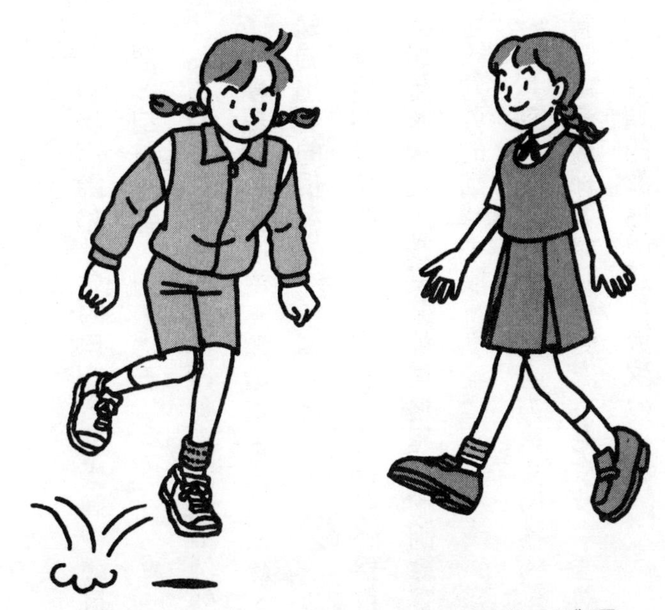

是否能和平日一般走路，受傷的腳能否跳躍。

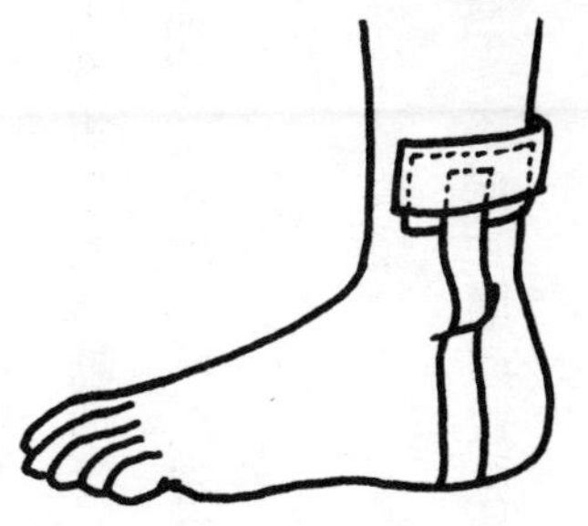


腳恢復狀態的檢查法

# 結語

迎接高齡化社會的現今，健康備受矚目，到處都有宣導「一項終身運動」的標語、口號等。

這股運動熱潮在少年運動團體也不例外。具全國大賽規模的運動項目逐漸增多。期望參與的心境，無論本人，連教練、家人同樣都相當熱烈，所以常常會有勉強出賽的情況。

既然是運動比賽，當然一切以得勝為目標，因為僅僅是娛樂性運動，容易令人厭倦。因此，接受某種嚴格程度的訓練實在情非得已。不過，應該避免使用嚴苛、勉強的訓練手段。

以前，期望球員以意志力來克服疼痛、疲勞的精神性指導，相當受到教練的青睞。參觀練習場時，處處可見教練拿著劍道用竹刀坐在中央督促的景況。多麼盼望這類的教練能逐日減少。

最近，想擔任少年運動團體或各類運動的教練都需要具備資格，並經常有人舉辦有關運動傷害的講習會。筆者也常有前往運動教練講習會中演說的機會，遺憾的是常聽舉辦人說即使發出數次邀請函，仍有人不來參加。

這種情況下，父母如何放心將孩子交在這種教練的手中呢？教練們應該踴躍參與這方面的講習會才對。

現實上，強勢的運動團體，球員引起運動傷害的比率都相當高，可能在嚴格的訓練下，常做些勉強性的動作所致。然而這種現象並無益處。我認為或許需要使出一些手段加以遏止，例如，針對全國大賽等級的運動團體，登錄選手名冊，規定因運動傷害等原因無法從事運動或應退出比賽的選手，有幾位出現在名冊上時，就加以處罰這個團體。

另外，取消少年團體的全國大賽或許也能減少運動傷害。雖然傷害依據不同項目有所差異，不過一旦取消國中、高中生的全國性大賽，相信是有減少運動傷害的效用。但是，無可否認的，全國大賽等也存在有益的一面，因此是否還有更好的辦法呢？

這些全國大賽中，如果是藉由運動來保持、增進健康為目的，大家必然贊成。但是，從孩童時期就持續長時間接受同一運動的訓練，卻是問題的所在。

不僅從事一項運動，至少兩項以上才能期望有益身體機能，這個建言在很久以前就被運動醫學界提出。而現在可能面臨需要真誠重估這項建言，從事數種類運動的時候了。

持續專攻一項運動，當然有利更透徹理解這項運動，但是從孩童時期就從事專門性運動，等進入國中、高中後，可能會引起不喜歡運動的「燒盡症候群」，這是不樂於見到的事情。

成長期的孩子，無論肉體上、精神上都相當脆弱，往往遇到些微狀況就顯得不安定。所以應該以充分的愛心看顧著孩子，讓他們成長後仍然保有健康。

本書的完成，承蒙講談社的奧村實穗先生對原稿、插圖上的修正，以及耐心的建言等。藉此機會僅致謝意。

松井　達也

〒742-0417
日本國山口縣玖珂郡周東町下久原一〇四〇之一
（醫）頌榮會　松井醫院
電話：0827（84）0035
傳真：0827（84）1099
http://www.urban.ne.jp/home/tm512

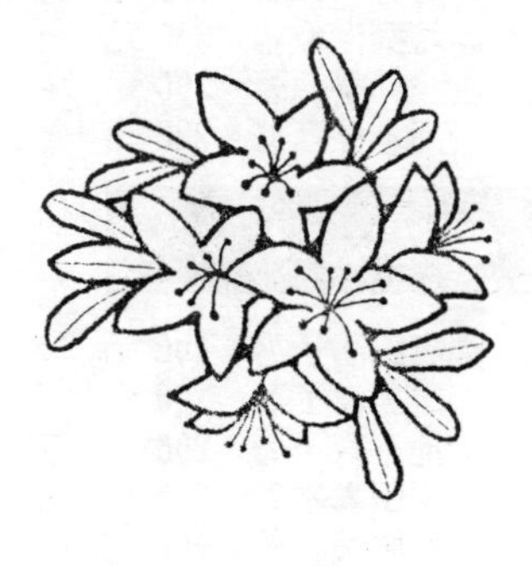

大展出版社有限公司
品冠文化出版社

圖書目錄

地址：台北市北投區(石牌)
致遠一路二段 12 巷 1 號
電話：(02)28236031
28236033
郵撥：0166955～1
傳真：(02)28272069


## 法律專欄連載・大展編號 58

台大法學院　法律學系／策劃
法律服務社／編著

| |  |  |
|---|---|---|
| 1. | 別讓您的權利睡著了(1) | 200 元 |
| 2. | 別讓您的權利睡著了(2) | 200 元 |

## ・生活廣場・品冠編號 61・

| |  |  |  |
|---|---|---|---|
| 1. | 366 天誕生星 | 李芳黛譯 | 280 元 |
| 2. | 366 天誕生花與誕生石 | 李芳黛譯 | 280 元 |
| 3. | 科學命相 | 淺野八郎著 | 220 元 |
| 4. | 已知的他界科學 | 陳蒼杰譯 | 220 元 |
| 5. | 開拓未來的他界科學 | 陳蒼杰譯 | 220 元 |
| 6. | 世紀末變態心理犯罪檔案 | 沈永嘉譯 | 240 元 |
| 7. | 366 天開運年鑑 | 林廷宇編著 | 230 元 |
| 8. | 色彩學與你 | 野村順一著 | 230 元 |
| 9. | 科學手相 | 淺野八郎著 | 230 元 |
| 10. | 你也能成為戀愛高手 | 柯富陽編著 | 220 元 |
| 11. | 血型與十二星座 | 許淑瑛編著 | 230 元 |
| 12. | 動物測驗—人性現形 | 淺野八郎著 | 200 元 |
| 13. | 愛情、幸福完全自測 | 淺野八郎著 | 200 元 |
| 14. | 輕鬆攻佔女性 | 趙奕世編著 | 230 元 |
| 15. | 解讀命運密碼 | 郭宗德著 | 200 元 |
| 16. | 由客家了解亞洲 | 高木桂藏著 | 220 元 |

## ・女醫師系列・品冠編號 62

| |  |  |  |
|---|---|---|---|
| 1. | 子宮內膜症 | 國府田清子著 | 200 元 |
| 2. | 子宮肌瘤 | 黑島淳子著 | 200 元 |
| 3. | 上班女性的壓力症候群 | 池下育子著 | 200 元 |
| 4. | 漏尿、尿失禁 | 中田真木著 | 200 元 |
| 5. | 高齡生產 | 大鷹美子著 | 200 元 |
| 6. | 子宮癌 | 上坊敏子著 | 200 元 |

7. 避孕 早乙女智子著 200元
8. 不孕症 中村春根著 200元
9. 生理痛與生理不順 堀口雅子著 200元
10. 更年期 野末悅子著 200元

## ・傳統民俗療法・品冠編號 63

1. 神奇刀療法 潘文雄著 200元
2. 神奇拍打療法 安在峰著 200元
3. 神奇拔罐療法 安在峰著 200元
4. 神奇艾灸療法 安在峰著 200元
5. 神奇貼敷療法 安在峰著 200元
6. 神奇薰洗療法 安在峰著 200元
7. 神奇耳穴療法 安在峰著 200元
8. 神奇指針療法 安在峰著 200元
9. 神奇藥酒療法 安在峰著 200元
10. 神奇藥茶療法 安在峰著 200元

## ・彩色圖解保健・品冠編號 64

1. 瘦身 主婦之友社 300元
2. 腰痛 主婦之友社 300元
3. 肩膀痠痛 主婦之友社 300元
4. 腰、膝、腳的疼痛 主婦之友社 300元
5. 壓力、精神疲勞 主婦之友社 300元
6. 眼睛疲勞、視力減退 主婦之友社 300元

## ・心 想 事 成・品冠編號 65

1. 魔法愛情點心 結城莫拉著 120元
2. 可愛手工飾品 結城莫拉著 120元
3. 可愛打扮 & 髮型 結城莫拉著 120元
4. 撲克牌算命 結城莫拉著 120元

## ・少年偵探・品冠編號 66

1. 怪盜二十面相 江戶川亂步著 特價 189元
2. 少年偵探團 江戶川亂步著 特價 189元
3. 妖怪博士 江戶川亂步著 特價 189元
4. 大金塊 江戶川亂步著 特價 230元
5. 青銅魔人 江戶川亂步著 特價 230元
6. 地底偵探王 江戶川亂步著
7. 透明怪人 江戶川亂步著

| | |
|---|---|
| 8. 怪人四十面相 | 江戶川亂步著 |
| 9. 宇宙怪人 | 江戶川亂步著 |
| 10. 恐怖的鐵塔王國 | 江戶川亂步著 |
| 11. 灰色巨人 | 江戶川亂步著 |
| 12. 海底魔術師 | 江戶川亂步著 |
| 13. 黃金豹 | 江戶川亂步著 |
| 14. 魔法博士 | 江戶川亂步著 |
| 15. 馬戲怪人 | 江戶川亂步著 |
| 16. 魔人剛果 | 江戶川亂步著 |
| 17. 魔法人偶 | 江戶川亂步著 |
| 18. 奇面城的秘密 | 江戶川亂步著 |
| 19. 夜光人 | 江戶川亂步著 |
| 20. 塔上的魔術師 | 江戶川亂步著 |
| 21. 鐵人Q | 江戶川亂步著 |
| 22. 假面恐怖王 | 江戶川亂步著 |
| 23. 電人M | 江戶川亂步著 |
| 24. 二十面相的詛咒 | 江戶川亂步著 |
| 25. 飛天二十面相 | 江戶川亂步著 |
| 26. 黃金怪獸 | 江戶川亂步著 |

## ·武術特輯·大展編號 10

| | | |
|---|---|---|
| 1. 陳式太極拳入門 | 馮志強編著 | 180元 |
| 2. 武式太極拳 | 郝少如編著 | 200元 |
| 3. 練功十八法入門 | 蕭京凌編著 | 120元 |
| 4. 教門長拳 | 蕭京凌編著 | 150元 |
| 5. 跆拳道 | 蕭京凌編譯 | 180元 |
| 6. 正傳合氣道 | 程曉鈴譯 | 200元 |
| 7. 圖解雙節棍 | 陳銘遠著 | 150元 |
| 8. 格鬥空手道 | 鄭旭旭編著 | 200元 |
| 9. 實用跆拳道 | 陳國榮編著 | 200元 |
| 10. 武術初學指南 | 李文英、解守德編著 | 250元 |
| 11. 泰國拳 | 陳國榮著 | 180元 |
| 12. 中國式摔跤 | 黃　斌編著 | 180元 |
| 13. 太極劍入門 | 李德印編著 | 180元 |
| 14. 太極拳運動 | 運動司編 | 250元 |
| 15. 太極拳譜 | 清·王宗岳等著 | 280元 |
| 16. 散手初學 | 冷　峰編著 | 200元 |
| 17. 南拳 | 朱瑞琪編著 | 180元 |
| 18. 吳式太極劍 | 王培生著 | 200元 |
| 19. 太極拳健身與技擊 | 王培生著 | 250元 |
| 20. 秘傳武當八卦掌 | 狄兆龍著 | 250元 |
| 21. 太極拳論譚 | 沈　壽著 | 250元 |
| 22. 陳式太極拳技擊法 | 馬　虹著 | 250元 |

| | | |
|---|---|---|
| 23. 二十四式/三十二式 太極 拳/劍 | 闞桂香著 | 180 元 |
| 24. 楊式秘傳 129 式太極長拳 | 張楚全著 | 280 元 |
| 25. 楊式太極拳架詳解 | 林炳堯著 | 280 元 |
| 26. 華佗五禽劍 | 劉時榮著 | 180 元 |
| 27. 太極拳基礎講座：基本功與簡化 24 式 | 李德印著 | 250 元 |
| 28. 武式太極拳精華 | 薛乃印著 | 200 元 |
| 29. 陳式太極拳拳理闡微 | 馬　虹著 | 350 元 |
| 30. 陳式太極拳體用全書 | 馬　虹著 | 400 元 |
| 31. 張三豐太極拳 | 陳占奎著 | 200 元 |
| 32. 中國太極推手 | 張　山主編 | 300 元 |
| 33. 48 式太極拳入門 | 門惠豐編著 | 220 元 |
| 34. 太極拳奇人奇功 | 嚴翰秀編著 | 250 元 |
| 35. 心意門秘籍 | 李新民編著 | 220 元 |
| 36. 三才門乾坤戊己功 | 王培生編著 | 220 元 |
| 37. 武式太極劍精華 +VCD | 薛乃印編著 | 350 元 |
| 38. 楊式太極拳 | 傅鐘文演述 | 200 元 |
| 39. 陳式太極拳、劍 36 式 | 闞桂香編著 | 250 元 |
| 40. 正宗武式太極拳 | 薛乃印著 | 220 元 |

## ・原地太極拳系列・大展編號 11

| | | |
|---|---|---|
| 1. 原地綜合太極拳 24 式 | 胡啟賢創編 | 220 元 |
| 2. 原地活步太極拳 42 式 | 胡啟賢創編 | 200 元 |
| 3. 原地簡化太極拳 24 式 | 胡啟賢創編 | 200 元 |
| 4. 原地太極拳 12 式 | 胡啟賢創編 | 200 元 |

## ・名師出高徒・大展編號 111

| | | |
|---|---|---|
| 1. 武術基本功與基本動作 | 劉玉萍編著 | 200 元 |
| 2. 長拳入門與精進 | 吳彬　等著 | 220 元 |
| 3. 劍術刀術入門與精進 | 楊柏龍等著 | 220 元 |
| 4. 棍術、槍術入門與精進 | 邱丕相編著 | 220 元 |
| 5. 南拳入門與精進 | 朱瑞琪編著 | 元 |
| 6. 散手入門與精進 | 張　山等著 | 元 |
| 7. 太極拳入門與精進 | 李德印編著 | 元 |
| 8. 太極推手入門與精進 | 田金龍編著 | 元 |

## ・實用武術技擊・大展編號 112

| | |
|---|---|
| 1. 實用自衛拳法 | 溫佐惠著 |
| 2. 搏擊術精選 | 陳清山等著 |

## ・道學文化・大展編號 12

1. 道在養生：道教長壽術　郝　勤等著　250 元
2. 龍虎丹道：道教內丹術　郝　勤著　300 元
3. 天上人間：道教神仙譜系　黃德海著　250 元
4. 步罡踏斗：道教祭禮儀典　張澤洪著　250 元
5. 道醫窺秘：道教醫學康復術　王慶餘等著　250 元
6. 勸善成仙：道教生命倫理　李　剛著　250 元
7. 洞天福地：道教宮觀勝境　沙銘壽著　250 元
8. 青詞碧簫：道教文學藝術　楊光文等著　250 元
9. 沈博絕麗：道教格言精粹　朱耕發等著　250 元

## ・易學智慧・大展編號 122

1. 易學與管理　余敦康主編　250 元
2. 易學與養生　劉長林等著　300 元
3. 易學與美學　劉綱紀等著　300 元
4. 易學與科技　董光壁　著　280 元
5. 易學與建築　韓增祿　著　280 元
6. 易學源流　鄭萬耕　著　元
7. 易學的思維　傅雲龍等著　元
8. 周易與易圖　李　申　著　元

## ・神算大師・大展編號 123

1. 劉伯溫神算兵法　應　涵編著　280 元
2. 姜太公神算兵法　應　涵編著　280 元
3. 鬼谷子神算兵法　應　涵編著　280 元
4. 諸葛亮神算兵法　應　涵編著　280 元

## ・秘傳占卜系列・大展編號 14

1. 手相術　淺野八郎著　180 元
2. 人相術　淺野八郎著　180 元
3. 西洋占星術　淺野八郎著　180 元
4. 中國神奇占卜　淺野八郎著　150 元
5. 夢判斷　淺野八郎著　150 元
6. 前世、來世占卜　淺野八郎著　150 元
7. 法國式血型學　淺野八郎著　150 元
8. 靈感、符咒學　淺野八郎著　150 元
9. 紙牌占卜術　淺野八郎著　150 元
10. ESP 超能力占卜　淺野八郎著　150 元

11. 猶太數的秘術　淺野八郎著　150 元
12. 新心理測驗　淺野八郎著　160 元
13. 塔羅牌預言秘法　淺野八郎著　200 元

## ・趣味心理講座・大展編號 15

1. 性格測驗① 探索男與女　淺野八郎著　140 元
2. 性格測驗② 透視人心奧秘　淺野八郎著　140 元
3. 性格測驗③ 發現陌生的自己　淺野八郎著　140 元
4. 性格測驗④ 發現你的真面目　淺野八郎著　140 元
5. 性格測驗⑤ 讓你們吃驚　淺野八郎著　140 元
6. 性格測驗⑥ 洞穿心理盲點　淺野八郎著　140 元
7. 性格測驗⑦ 探索對方心理　淺野八郎著　140 元
8. 性格測驗⑧ 由吃認識自己　淺野八郎著　160 元
9. 性格測驗⑨ 戀愛知多少　淺野八郎著　160 元
10. 性格測驗⑩ 由裝扮瞭解人心　淺野八郎著　160 元
11. 性格測驗⑪ 敲開內心玄機　淺野八郎著　140 元
12. 性格測驗⑫ 透視你的未來　淺野八郎著　160 元
13. 血型與你的一生　淺野八郎著　160 元
14. 趣味推理遊戲　淺野八郎著　160 元
15. 行為語言解析　淺野八郎著　160 元

## ・婦 幼 天 地・大展編號 16

1. 八萬人減肥成果　黃靜香譯　180 元
2. 三分鐘減肥體操　楊鴻儒譯　150 元
3. 窈窕淑女美髮秘訣　柯素娥譯　130 元
4. 使妳更迷人　成　玉譯　130 元
5. 女性的更年期　官舒妍編譯　160 元
6. 胎內育兒法　李玉瓊編譯　150 元
7. 早產兒袋鼠式護理　唐岱蘭譯　200 元
8. 初次懷孕與生產　婦幼天地編譯組　180 元
9. 初次育兒 12 個月　婦幼天地編譯組　180 元
10. 斷乳食與幼兒食　婦幼天地編譯組　180 元
11. 培養幼兒能力與性向　婦幼天地編譯組　180 元
12. 培養幼兒創造力的玩具與遊戲　婦幼天地編譯組　180 元
13. 幼兒的症狀與疾病　婦幼天地編譯組　180 元
14. 腿部苗條健美法　婦幼天地編譯組　180 元
15. 女性腰痛別忽視　婦幼天地編譯組　150 元
16. 舒展身心體操術　李玉瓊編譯　130 元
17. 三分鐘臉部體操　趙薇妮著　160 元
18. 生動的笑容表情術　趙薇妮著　160 元
19. 心曠神怡減肥法　川津祐介著　130 元

| | | |
|---|---|---|
| 20. 內衣使妳更美麗 | 陳玄茹譯 | 130 元 |
| 21. 瑜伽美姿美容 | 黃靜香編著 | 180 元 |
| 22. 高雅女性裝扮學 | 陳珮玲譯 | 180 元 |
| 23. 蠶糞肌膚美顏法 | 坂梨秀子著 | 160 元 |
| 24. 認識妳的身體 | 李玉瓊譯 | 160 元 |
| 25. 產後恢復苗條體態 | 居理安・芙萊喬著 | 200 元 |
| 26. 正確護髮美容法 | 山崎伊久江著 | 180 元 |
| 27. 安琪拉美姿養生學 | 安琪拉蘭斯博瑞著 | 180 元 |
| 28. 女體性醫學剖析 | 增田豐著 | 220 元 |
| 29. 懷孕與生產剖析 | 岡部綾子著 | 180 元 |
| 30. 斷奶後的健康育兒 | 東城百合子著 | 220 元 |
| 31. 引出孩子幹勁的責罵藝術 | 多湖輝著 | 170 元 |
| 32. 培養孩子獨立的藝術 | 多湖輝著 | 170 元 |
| 33. 子宮肌瘤與卵巢囊腫 | 陳秀琳編著 | 180 元 |
| 34. 下半身減肥法 | 納他夏・史達賓著 | 180 元 |
| 35. 女性自然美容法 | 吳雅菁編著 | 180 元 |
| 36. 再也不發胖 | 池園悅太郎著 | 170 元 |
| 37. 生男生女控制術 | 中垣勝裕著 | 220 元 |
| 38. 使妳的肌膚更亮麗 | 楊　皓編著 | 170 元 |
| 39. 臉部輪廓變美 | 芝崎義夫著 | 180 元 |
| 40. 斑點、皺紋自己治療 | 高須克彌著 | 180 元 |
| 41. 面皰自己治療 | 伊藤雄康著 | 180 元 |
| 42. 隨心所欲瘦身冥想法 | 原久子著 | 180 元 |
| 43. 胎兒革命 | 鈴木丈織著 | 180 元 |
| 44. NS 磁氣平衡法塑造窈窕奇蹟 | 古屋和江著 | 180 元 |
| 45. 享瘦從腳開始 | 山田陽子著 | 180 元 |
| 46. 小改變瘦 4 公斤 | 宮本裕子著 | 180 元 |
| 47. 軟管減肥瘦身 | 高橋輝男著 | 180 元 |
| 48. 海藻精神秘美容法 | 劉名揚編著 | 180 元 |
| 49. 肌膚保養與脫毛 | 鈴木真理著 | 180 元 |
| 50. 10 天減肥 3 公斤 | 彤雲編輯組 | 180 元 |
| 51. 穿出自己的品味 | 西村玲子著 | 280 元 |
| 52. 小孩髮型設計 | 李芳黛譯 | 250 元 |

## ・青 春 天 地・大展編號 17

| | | |
|---|---|---|
| 1. A 血型與星座 | 柯素娥編譯 | 160 元 |
| 2. B 血型與星座 | 柯素娥編譯 | 160 元 |
| 3. O 血型與星座 | 柯素娥編譯 | 160 元 |
| 4. AB 血型與星座 | 柯素娥編譯 | 120 元 |
| 5. 青春期性教室 | 呂貴嵐編譯 | 130 元 |
| 7. 難解數學破題 | 宋釗宜編譯 | 130 元 |
| 9. 小論文寫作秘訣 | 林顯茂編譯 | 120 元 |
| 11. 中學生野外遊戲 | 熊谷康編著 | 120 元 |

| | | |
|---|---|---|
| 12. 恐怖極短篇 | 柯素娥編譯 | 130 元 |
| 13. 恐怖夜話 | 小毛驢編譯 | 130 元 |
| 14. 恐怖幽默短篇 | 小毛驢編譯 | 120 元 |
| 15. 黑色幽默短篇 | 小毛驢編譯 | 120 元 |
| 16. 靈異怪談 | 小毛驢編譯 | 130 元 |
| 17. 錯覺遊戲 | 小毛驢編著 | 130 元 |
| 18. 整人遊戲 | 小毛驢編著 | 150 元 |
| 19. 有趣的超常識 | 柯素娥編譯 | 130 元 |
| 20. 哦！原來如此 | 林慶旺編譯 | 130 元 |
| 21. 趣味競賽 100 種 | 劉名揚編譯 | 120 元 |
| 22. 數學謎題入門 | 宋釗宜編譯 | 150 元 |
| 23. 數學謎題解析 | 宋釗宜編譯 | 150 元 |
| 24. 透視男女心理 | 林慶旺編譯 | 120 元 |
| 25. 少女情懷的自白 | 李桂蘭編譯 | 120 元 |
| 26. 由兄弟姊妹看命運 | 李玉瓊編譯 | 130 元 |
| 27. 趣味的科學魔術 | 林慶旺編譯 | 150 元 |
| 28. 趣味的心理實驗室 | 李燕玲編譯 | 150 元 |
| 29. 愛與性心理測驗 | 小毛驢編譯 | 130 元 |
| 30. 刑案推理解謎 | 小毛驢編譯 | 180 元 |
| 31. 偵探常識推理 | 小毛驢編譯 | 180 元 |
| 32. 偵探常識解謎 | 小毛驢編譯 | 130 元 |
| 33. 偵探推理遊戲 | 小毛驢編譯 | 180 元 |
| 34. 趣味的超魔術 | 廖玉山編著 | 150 元 |
| 35. 趣味的珍奇發明 | 柯素娥編著 | 150 元 |
| 36. 登山用具與技巧 | 陳瑞菊編著 | 150 元 |
| 37. 性的漫談 | 蘇燕謀編著 | 180 元 |
| 38. 無的漫談 | 蘇燕謀編著 | 180 元 |
| 39. 黑色漫談 | 蘇燕謀編著 | 180 元 |
| 40. 白色漫談 | 蘇燕謀編著 | 180 元 |

## ・健康天地・大展編號 18

| | | |
|---|---|---|
| 1. 壓力的預防與治療 | 柯素娥編譯 | 130 元 |
| 2. 超科學氣的魔力 | 柯素娥編譯 | 130 元 |
| 3. 尿療法治病的神奇 | 中尾良一著 | 130 元 |
| 4. 鐵證如山的尿療法奇蹟 | 廖玉山譯 | 120 元 |
| 5. 一日斷食健康法 | 葉慈容編譯 | 150 元 |
| 6. 胃部強健法 | 陳炳崑譯 | 120 元 |
| 7. 癌症早期檢查法 | 廖松濤譯 | 160 元 |
| 8. 老人痴呆症防止法 | 柯素娥編譯 | 170 元 |
| 9. 松葉汁健康飲料 | 陳麗芬編譯 | 150 元 |
| 10. 揉肚臍健康法 | 永井秋夫著 | 150 元 |
| 11. 過勞死、猝死的預防 | 卓秀貞編譯 | 130 元 |
| 12. 高血壓治療與飲食 | 藤山順豐著 | 180 元 |

13. 老人看護指南　柯素娥編譯　150元
14. 美容外科淺談　楊啟宏著　150元
15. 美容外科新境界　楊啟宏著　150元
16. 鹽是天然的醫生　西英司郎著　140元
17. 年輕十歲不是夢　梁瑞麟譯　200元
18. 茶料理治百病　桑野和民著　180元
19. 綠茶治病寶典　桑野和民著　150元
20. 杜仲茶養顏減肥法　西田博著　170元
21. 蜂膠驚人療效　瀨長良三郎著　180元
22. 蜂膠治百病　瀨長良三郎著　180元
23. 醫藥與生活㈠　鄭炳全著　180元
24. 鈣長生寶典　落合敏著　180元
25. 大蒜長生寶典　木下繁太郎著　160元
26. 居家自我健康檢查　石川恭三著　160元
27. 永恆的健康人生　李秀鈴譯　200元
28. 大豆卵磷脂長生寶典　劉雪卿譯　150元
29. 芳香療法　梁艾琳譯　160元
30. 醋長生寶典　柯素娥譯　180元
31. 從星座透視健康　席拉・吉蒂斯著　180元
32. 愉悅自在保健學　野本二士夫著　160元
33. 裸睡健康法　丸山淳士等著　160元
34. 糖尿病預防與治療　藤山順豐著　180元
35. 維他命長生寶典　菅原明子著　180元
36. 維他命C新效果　鐘文訓編　150元
37. 手、腳病理按摩　堤芳朗著　160元
38. AIDS瞭解與預防　彼得塔歇爾著　180元
39. 甲殼質殼聚糖健康法　沈永嘉譯　160元
40. 神經痛預防與治療　木下真男著　160元
41. 室內身體鍛鍊法　陳炳崑編著　160元
42. 吃出健康藥膳　劉大器編著　180元
43. 自我指壓術　蘇燕謀編著　160元
44. 紅蘿蔔汁斷食療法　李玉瓊編著　150元
45. 洗心術健康秘法　竺翠萍編譯　170元
46. 枇杷葉健康療法　柯素娥編譯　180元
47. 抗衰血癒　楊啟宏著　180元
48. 與癌搏鬥記　逸見政孝著　180元
49. 冬蟲夏草長生寶典　高橋義博著　170元
50. 痔瘡・大腸疾病先端療法　宮島伸宜著　180元
51. 膠布治癒頑固慢性病　加瀨建造著　180元
52. 芝麻神奇健康法　小林貞作著　170元
53. 香煙能防止癡呆？　高田明和著　180元
54. 穀菜食治癌療法　佐藤成志著　180元
55. 貼藥健康法　松原英多著　180元
56. 克服癌症調和道呼吸法　帶津良一著　180元

57. B 型肝炎預防與治療　野村喜重郎著　180 元
58. 青春永駐養生導引術　早島正雄著　180 元
59. 改變呼吸法創造健康　原久子著　180 元
60. 荷爾蒙平衡養生秘訣　出村博著　180 元
61. 水美肌健康法　井戶勝富著　170 元
62. 認識食物掌握健康　廖梅珠編著　170 元
63. 痛風劇痛消除法　鈴木吉彥著　180 元
64. 酸莖菌驚人療效　上田明彥著　180 元
65. 大豆卵磷脂治現代病　神津健一著　200 元
66. 時辰療法—危險時刻凌晨 4 時　呂建強等著　180 元
67. 自然治癒力提升法　帶津良一著　180 元
68. 巧妙的氣保健法　藤平墨子著　180 元
69. 治癒 C 型肝炎　熊田博光著　180 元
70. 肝臟病預防與治療　劉名揚編著　180 元
71. 腰痛平衡療法　荒井政信著　180 元
72. 根治多汗症、狐臭　稻葉益巳著　220 元
73. 40 歲以後的骨質疏鬆症　沈永嘉譯　180 元
74. 認識中藥　松下一成著　180 元
75. 認識氣的科學　佐佐木茂美著　180 元
76. 我戰勝了癌症　安田伸著　180 元
77. 斑點是身心的危險信號　中野進著　180 元
78. 艾波拉病毒大震撼　玉川重德著　180 元
79. 重新還我黑髮　桑名隆一郎著　180 元
80. 身體節律與健康　林博史著　180 元
81. 生薑治萬病　石原結實著　180 元
82. 靈芝治百病　陳瑞東著　180 元
83. 木炭驚人的威力　大槻彰著　200 元
84. 認識活性氧　井土貴司著　180 元
85. 深海鮫治百病　廖玉山編著　180 元
86. 神奇的蜂王乳　井上丹治著　180 元
87. 卡拉 OK 健腦法　東潔著　180 元
88. 卡拉 OK 健康法　福田伴男著　180 元
89. 醫藥與生活(二)　鄭炳全著　200 元
90. 洋蔥治百病　宮尾興平著　180 元
91. 年輕 10 歲快步健康法　石塚忠雄著　180 元
92. 石榴的驚人神效　岡本順子著　180 元
93. 飲料健康法　白鳥早奈英著　180 元
94. 健康棒體操　劉名揚編譯　180 元
95. 催眠健康法　蕭京凌編著　180 元
96. 鬱金（美王）治百病　水野修一著　180 元
97. 醫藥與生活(三)　鄭炳全著　200 元

## ・實用女性學講座・大展編號 19

| | | | |
|---|---|---|---|
| 1. | 解讀女性內心世界 | 島田一男著 | 150 元 |
| 2. | 塑造成熟的女性 | 島田一男著 | 150 元 |
| 3. | 女性整體裝扮學 | 黃靜香編著 | 180 元 |
| 4. | 女性應對禮儀 | 黃靜香編著 | 180 元 |
| 5. | 女性婚前必修 | 小野十傳著 | 200 元 |
| 6. | 徹底瞭解女人 | 田口二州著 | 180 元 |
| 7. | 拆穿女性謊言 88 招 | 島田一男著 | 200 元 |
| 8. | 解讀女人心 | 島田一男著 | 200 元 |
| 9. | 俘獲女性絕招 | 志賀貢著 | 200 元 |
| 10. | 愛情的壓力解套 | 中村理英子著 | 200 元 |
| 11. | 妳是人見人愛的女孩 | 廖松濤編著 | 200 元 |

## ・校園系列・大展編號 20

| | | | |
|---|---|---|---|
| 1. | 讀書集中術 | 多湖輝著 | 180 元 |
| 2. | 應考的訣竅 | 多湖輝著 | 150 元 |
| 3. | 輕鬆讀書贏得聯考 | 多湖輝著 | 180 元 |
| 4. | 讀書記憶秘訣 | 多湖輝著 | 180 元 |
| 5. | 視力恢復！超速讀術 | 江錦雲譯 | 180 元 |
| 6. | 讀書 36 計 | 黃柏松編著 | 180 元 |
| 7. | 驚人的速讀術 | 鐘文訓編著 | 170 元 |
| 8. | 學生課業輔導良方 | 多湖輝著 | 180 元 |
| 9. | 超速讀超記憶法 | 廖松濤編著 | 180 元 |
| 10. | 速算解題技巧 | 宋釗宜編著 | 200 元 |
| 11. | 看圖學英文 | 陳炳崑編著 | 200 元 |
| 12. | 讓孩子最喜歡數學 | 沈永嘉譯 | 180 元 |
| 13. | 催眠記憶術 | 林碧清譯 | 180 元 |
| 14. | 催眠速讀術 | 林碧清譯 | 180 元 |
| 15. | 數學式思考學習法 | 劉淑錦譯 | 200 元 |
| 16. | 考試憑要領 | 劉孝暉著 | 180 元 |
| 17. | 事半功倍讀書法 | 王毅希著 | 200 元 |
| 18. | 超金榜題名術 | 陳蒼杰譯 | 200 元 |
| 19. | 靈活記憶術 | 林耀慶編著 | 180 元 |
| 20. | 數學增強要領 | 江修楨編著 | 180 元 |

## ・實用心理學講座・大展編號 21

| | | | |
|---|---|---|---|
| 1. | 拆穿欺騙伎倆 | 多湖輝著 | 140 元 |
| 2. | 創造好構想 | 多湖輝著 | 140 元 |
| 3. | 面對面心理術 | 多湖輝著 | 160 元 |
| 4. | 偽裝心理術 | 多湖輝著 | 140 元 |

5. 透視人性弱點　多湖輝著　180 元
6. 自我表現術　多湖輝著　180 元
7. 不可思議的人性心理　多湖輝著　180 元
8. 催眠術入門　多湖輝著　150 元
9. 責罵部屬的藝術　多湖輝著　150 元
10. 精神力　多湖輝著　150 元
11. 厚黑說服術　多湖輝著　150 元
12. 集中力　多湖輝著　150 元
13. 構想力　多湖輝著　150 元
14. 深層心理術　多湖輝著　160 元
15. 深層語言術　多湖輝著　160 元
16. 深層說服術　多湖輝著　180 元
17. 掌握潛在心理　多湖輝著　160 元
18. 洞悉心理陷阱　多湖輝著　180 元
19. 解讀金錢心理　多湖輝著　180 元
20. 拆穿語言圈套　多湖輝著　180 元
21. 語言的內心玄機　多湖輝著　180 元
22. 積極力　多湖輝著　180 元

## ・超現實心靈講座・大展編號 22

1. 超意識覺醒法　詹蔚芬編譯　130 元
2. 護摩秘法與人生　劉名揚編譯　130 元
3. 秘法！超級仙術入門　陸明譯　150 元
4. 給地球人的訊息　柯素娥編著　150 元
5. 密教的神通力　劉名揚編著　130 元
6. 神秘奇妙的世界　平川陽一著　200 元
7. 地球文明的超革命　吳秋嬌譯　200 元
8. 力量石的秘密　吳秋嬌譯　180 元
9. 超能力的靈異世界　馬小莉譯　200 元
10. 逃離地球毀滅的命運　吳秋嬌譯　200 元
11. 宇宙與地球終結之謎　南山宏著　200 元
12. 驚世奇功揭秘　傅起鳳著　200 元
13. 啟發身心潛力心象訓練法　栗田昌裕著　180 元
14. 仙道術遁甲法　高藤聰一郎著　220 元
15. 神通力的秘密　中岡俊哉著　180 元
16. 仙人成仙術　高藤聰一郎著　200 元
17. 仙道符咒氣功法　高藤聰一郎著　220 元
18. 仙道風水術尋龍法　高藤聰一郎著　200 元
19. 仙道奇蹟超幻像　高藤聰一郎著　200 元
20. 仙道鍊金術房中法　高藤聰一郎著　200 元
21. 奇蹟超醫療治癒難病　深野一幸著　220 元
22. 揭開月球的神秘力量　超科學研究會　180 元
23. 西藏密教奧義　高藤聰一郎著　250 元

24. 改變你的夢術入門　高藤聰一郎著　250 元
25. 21 世紀拯救地球超技術　深野一幸著　250 元

## ・養 生 保 健・大展編號 23

1. 醫療養生氣功　黃孝寬著　250 元
2. 中國氣功圖譜　余功保著　250 元
3. 少林醫療氣功精粹　井玉蘭著　250 元
4. 龍形實用氣功　吳大才等著　220 元
5. 魚戲增視強身氣功　宮　嬰著　220 元
6. 嚴新氣功　前新培金著　250 元
7. 道家玄牝氣功　張　章著　200 元
8. 仙家秘傳袪病功　李遠國著　160 元
9. 少林十大健身功　秦慶豐著　180 元
10. 中國自控氣功　張明武著　250 元
11. 醫療防癌氣功　黃孝寬著　250 元
12. 醫療強身氣功　黃孝寬著　250 元
13. 醫療點穴氣功　黃孝寬著　250 元
14. 中國八卦如意功　趙維漢著　180 元
15. 正宗馬禮堂養氣功　馬禮堂著　420 元
16. 秘傳道家筋經內丹功　王慶餘著　300 元
17. 三元開慧功　辛桂林著　250 元
18. 防癌治癌新氣功　郭　林著　180 元
19. 禪定與佛家氣功修煉　劉天君著　200 元
20. 顛倒之術　梅自強著　360 元
21. 簡明氣功辭典　吳家駿編　360 元
22. 八卦三合功　張全亮著　230 元
23. 朱砂掌健身養生功　楊永著　250 元
24. 抗老功　陳九鶴著　230 元
25. 意氣按穴排濁自療法　黃啟運編著　250 元
26. 陳式太極拳養生功　陳正雷著　200 元
27. 健身袪病小功法　王培生著　200 元
28. 張式太極混元功　張春銘著　250 元
29. 中國璇密功　羅琴編著　250 元
30. 中國少林禪密功　齊飛龍著　200 元
31. 郭林新氣功　郭林新氣功研究所　400 元
32. 太極八卦之源與健身養生　鄭志鴻等著　280 元

## ・社會人智囊・大展編號 24

1. 糾紛談判術　清水增三著　160 元
2. 創造關鍵術　淺野八郎著　150 元
3. 觀人術　淺野八郎著　200 元

4. 應急詭辯術　廖英迪編著　160 元
5. 天才家學習術　木原武一著　160 元
6. 貓型狗式鑑人術　淺野八郎著　180 元
7. 逆轉運掌握術　淺野八郎著　180 元
8. 人際圓融術　澀谷昌三著　160 元
9. 解讀人心術　淺野八郎著　180 元
10. 與上司水乳交融術　秋元隆司著　180 元
11. 男女心態定律　小田晉著　180 元
12. 幽默說話術　林振輝編著　200 元
13. 人能信賴幾分　淺野八郎著　180 元
14. 我一定能成功　李玉瓊譯　180 元
15. 獻給青年的嘉言　陳蒼杰譯　180 元
16. 知人、知面、知其心　林振輝編著　180 元
17. 塑造堅強的個性　坂上肇著　180 元
18. 為自己而活　佐藤綾子著　180 元
19. 未來十年與愉快生活有約　船井幸雄著　180 元
20. 超級銷售話術　杜秀卿譯　180 元
21. 感性培育術　黃靜香編著　180 元
22. 公司新鮮人的禮儀規範　蔡媛惠譯　180 元
23. 傑出職員鍛鍊術　佐佐木正著　180 元
24. 面談獲勝戰略　李芳黛譯　180 元
25. 金玉良言撼人心　森純大著　180 元
26. 男女幽默趣典　劉華亭編著　180 元
27. 機智說話術　劉華亭編著　180 元
28. 心理諮商室　柯素娥譯　180 元
29. 如何在公司崢嶸頭角　佐佐木正著　180 元
30. 機智應對術　李玉瓊編著　200 元
31. 克服低潮良方　坂野雄二著　180 元
32. 智慧型說話技巧　沈永嘉編著　180 元
33. 記憶力、集中力增進術　廖松濤編著　180 元
34. 女職員培育術　林慶旺編著　180 元
35. 自我介紹與社交禮儀　柯素娥編著　180 元
36. 積極生活創幸福　田中真澄著　180 元
37. 妙點子超構想　多湖輝著　180 元
38. 說 NO 的技巧　廖玉山編著　180 元
39. 一流說服力　李玉瓊編著　180 元
40. 般若心經成功哲學　陳鴻蘭編著　180 元
41. 訪問推銷術　黃靜香編著　180 元
42. 男性成功秘訣　陳蒼杰編著　180 元
43. 笑容、人際智商　宮川澄子著　180 元
44. 多湖輝的構想工作室　多湖輝著　200 元
45. 名人名語啟示錄　喬家楓著　180 元
46. 口才必勝術　黃柏松編著　220 元
47. 能言善道的說話秘訣　章智冠編著　180 元

48. 改變人心成為贏家 多湖輝著 200 元
49. 說服的ＩＱ 沈永嘉譯 200 元
50. 提升腦力超速讀術 齊藤英治著 200 元
51. 操控對手百戰百勝 多湖輝著 200 元
52. 面試成功戰略 柯素娥編著 200 元
53. 摸透男人心 劉華亭編著 180 元
54. 撼動人心優勢口才 龔伯牧編著 180 元
55. 如何使對方說 yes 程 羲編著 200 元
56. 小道理・美好生活 林政峰編著 180 元
57. 拿破崙智慧箴言 柯素娥編著 200 元
58. 解開第六感之謎 匠英一編著 200 元
59. 讀心術入門 王嘉成編著 180 元
60. 這趟人生怎麼走 李亦盛編著 200 元
61. 這趟人生樂逍遙 李亦盛編著 元

## ・精 選 系 列・大展編號 25

1. 毛澤東與鄧小平 渡邊利夫等著 280 元
2. 中國大崩裂 江戶介雄著 180 元
3. 台灣・亞洲奇蹟 上村幸治著 220 元
4. 7-ELEVEN 高盈收策略 國友隆一著 180 元
5. 台灣獨立（新・中國日本戰爭一） 森詠著 200 元
6. 迷失中國的末路 江戶雄介著 220 元
7. 2000 年 5 月全世界毀滅 紫藤甲子男著 180 元
8. 失去鄧小平的中國 小島朋之著 220 元
9. 世界史爭議性異人傳 桐生操著 200 元
10. 淨化心靈享人生 松濤弘道著 220 元
11. 人生心情診斷 賴藤和寬著 220 元
12. 中美大決戰 檜山良昭著 220 元
13. 黃昏帝國美國 莊雯琳譯 220 元
14. 兩岸衝突（新・中國日本戰爭二） 森詠著 220 元
15. 封鎖台灣（新・中國日本戰爭三） 森詠著 220 元
16. 中國分裂（新・中國日本戰爭四） 森詠著 220 元
17. 由女變男的我 虎井正衛著 200 元
18. 佛學的安心立命 松濤弘道著 220 元
19. 世界喪禮大觀 松濤弘道著 280 元
20. 中國內戰（新・中國日本戰爭五） 森詠著 220 元
21. 台灣內亂（新・中國日本戰爭六） 森詠著 220 元
22. 琉球戰爭 ①（新・中國日本戰爭七） 森詠著 220 元
23. 琉球戰爭 ②（新・中國日本戰爭八） 森詠著 220 元
24. 台海戰爭（新・中國日本戰爭九） 森詠著 220 元
25. 美中開戰（新・中國日本戰爭十） 森詠著 220 元

## ・運動遊戲・大展編號 26

| | | | |
|---|---|---|---|
| 1. | 雙人運動 | 李玉瓊譯 | 160 元 |
| 2. | 愉快的跳繩運動 | 廖玉山譯 | 180 元 |
| 3. | 運動會項目精選 | 王佑京譯 | 150 元 |
| 4. | 肋木運動 | 廖玉山譯 | 150 元 |
| 5. | 測力運動 | 王佑宗譯 | 150 元 |
| 6. | 游泳入門 | 唐桂萍編著 | 200 元 |
| 7. | 帆板衝浪 | 王勝利譯 | 300 元 |
| 8. | 蛙泳七日通 | 溫仲華編著 | 180 元 |

## ・休閒娛樂・大展編號 27

| | | | |
|---|---|---|---|
| 1. | 海水魚飼養法 | 田中智浩著 | 300 元 |
| 2. | 金魚飼養法 | 曾雪玫譯 | 250 元 |
| 3. | 熱門海水魚 | 毛利匡明著 | 480 元 |
| 4. | 愛犬的教養與訓練 | 池田好雄著 | 250 元 |
| 5. | 狗教養與疾病 | 杉浦哲著 | 220 元 |
| 6. | 小動物養育技巧 | 三上昇著 | 300 元 |
| 7. | 水草選擇、培育、消遣 | 安齊裕司著 | 300 元 |
| 8. | 四季釣魚法 | 釣朋會著 | 200 元 |
| 9. | 簡易釣魚入門 | 張果馨譯 | 200 元 |
| 10. | 防波堤釣入門 | 張果馨譯 | 220 元 |
| 11. | 透析愛犬習性 | 沈永嘉譯 | 200 元 |
| 20. | 園藝植物管理 | 船越亮二著 | 220 元 |
| 21. | 實用家庭菜園ＤＩＹ | 孔翔儀著 | 200 元 |
| 30. | 汽車急救ＤＩＹ | 陳瑞雄編著 | 200 元 |
| 31. | 巴士旅行遊戲 | 陳羲編著 | 180 元 |
| 32. | 測驗你的ＩＱ | 蕭京凌編著 | 180 元 |
| 33. | 益智數字遊戲 | 廖玉山編著 | 180 元 |
| 40. | 撲克牌遊戲與贏牌秘訣 | 林振輝編著 | 180 元 |
| 41. | 撲克牌魔術、算命、遊戲 | 林振輝編著 | 180 元 |
| 42. | 撲克占卜入門 | 王家成編著 | 180 元 |
| 50. | 兩性幽默 | 幽默選集編輯組 | 180 元 |
| 51. | 異色幽默 | 幽默選集編輯組 | 180 元 |
| 52. | 幽默魔法鏡 | 玄虛叟編著 | 180 元 |
| 53. | 幽默樂透站 | 玄虛叟編著 | 180 元 |
| 70. | 亞洲真實恐怖事件 | 楊鴻儒譯 | 200 元 |

## ・銀髮族智慧學・大展編號 28

| | | | |
|---|---|---|---|
| 1. | 銀髮六十樂逍遙 | 多湖輝著 | 170 元 |
| 2. | 人生六十反年輕 | 多湖輝著 | 170 元 |

國家圖書館出版品預行編目資料

孩子運動傷害預防與治療／松井達也著，楊鴻儒譯
－初版－臺北市，大展，民 91（2002 年）
面；21 公分－（家庭醫學保健；73）
ISBN 957-468-124-6（平裝）
譯自：子どものスポーツ障害を防ぐ治す
1. 運動傷害
416.1491　　91000812



**孩子運動傷害預防與治療**　ISBN 957-468-124-6

著　　者／松井達也
譯　　者／楊鴻儒
校　　訂／楊志方（桃園敏盛醫院復健科主治醫師）
發 行 人／蔡森明
出 版 者／大展出版社有限公司
社　　址／台北市北投區（石牌）致遠一路 2 段 12 巷 1 號
電　　話／(02) 28236031・28236033・28233123
傳　　真／(02) 28272069
郵政劃撥／01669551
E-mail／dah-jaan@ms9.tisnet.net.tw
登 記 證／局版臺業字第 2171 號
承 印 者／國順圖書印刷公司
裝　　訂／嶸興裝訂有限公司
排 版 者／千兵企業有限公司
初版 1 刷／2002 年（民 91 年） 3 月

定　價／200 元

●本書若有破損、缺頁敬請寄回本社更換●

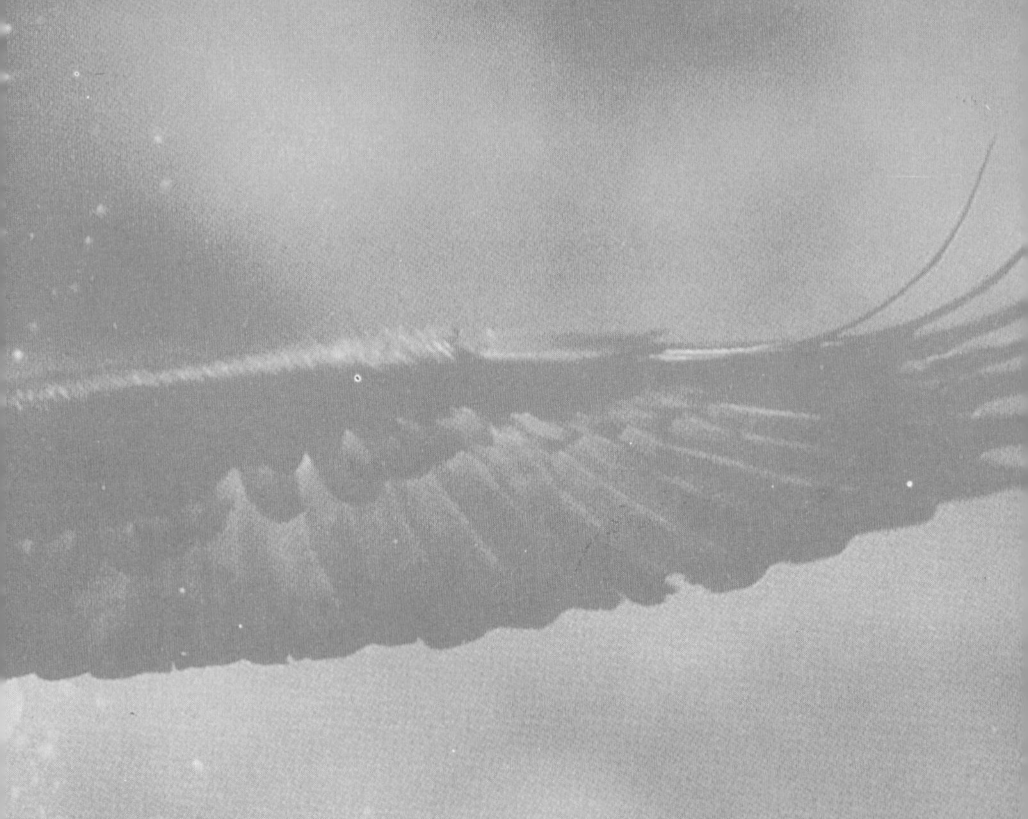

大展好書 好書大展

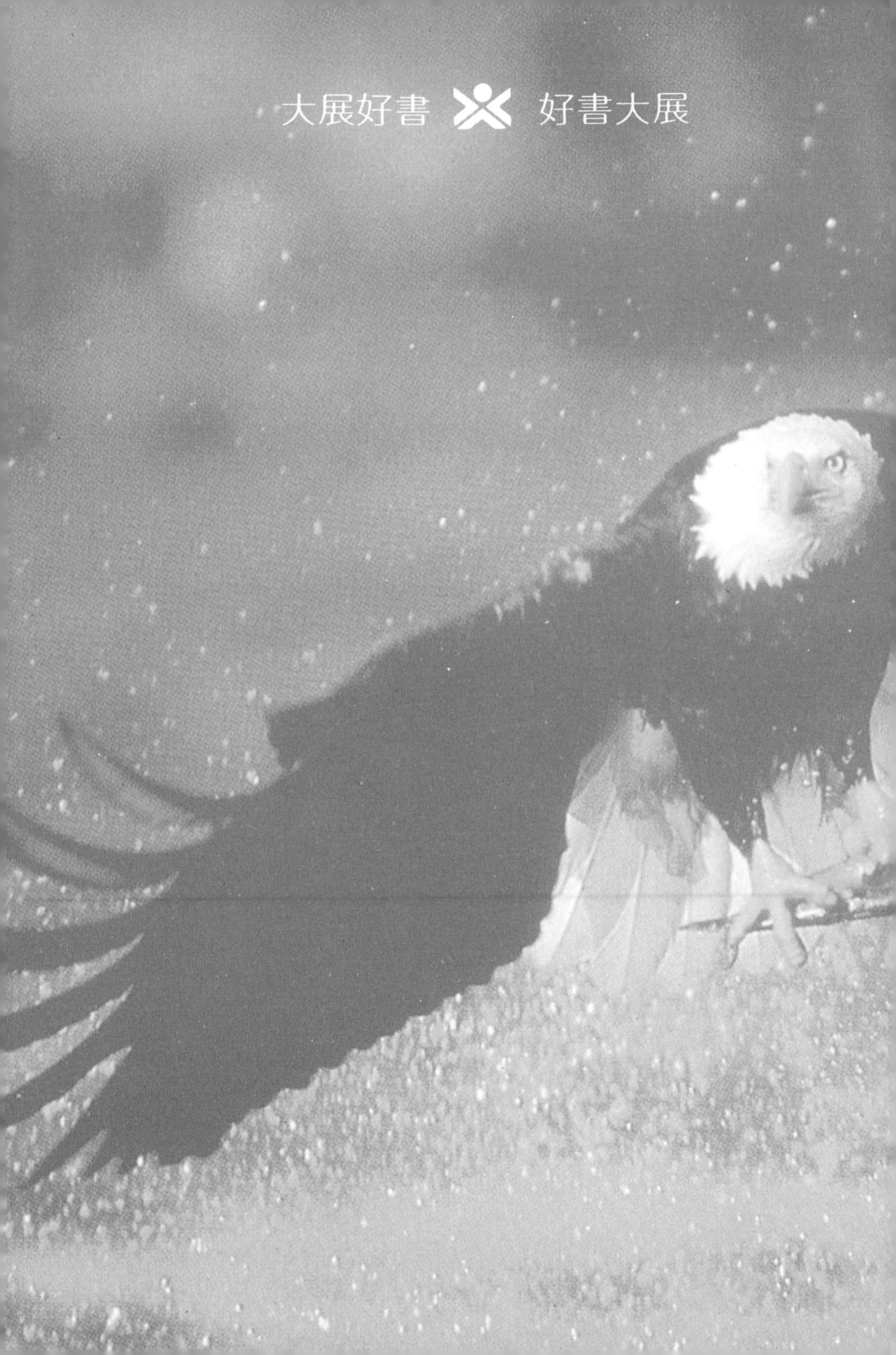
大展好書 好書大展